Punkt 16 Uhr haben die Eheleute Paula und Michael Gantner Tag für Tag eine verbindliche Verabredung: Sie treffen sich für eine Stunde zu ihren Teegesprächen. Von 17 bis 19 Uhr darf Michael dann an seinen Schreibtisch. Auf diese genaue Tagesstruktur hatte seine Frau bestanden, damit ihnen nicht die restlichen Tage ihres schon fortgeschrittenen Lebens unter den Fingern zerrinnen würden.

So sitzen sie jeden Tag um den kleinen runden Teetisch aus Kirschholz, die silberne Teekanne in der Mitte und die Teeschalen aus dünnem Porzellan vor sich. In dieser einen Stunde verlassen sie dann aber Raum und Zeit. Sie öffnen sie sich ihren Erinnerungen, dem anderen und der Welt.

Umso erstaunlicher ist es, dass ein Thema explizit ausgelassen werden soll: Philipp – der rebellische Sohn, zu dem es ihnen nie gelungen war, eine Beziehung aufzubauen und zu dem der Kontakt letztlich ganz verloren ging. Doch genau dieser schleicht sich immer wieder in ihre Gespräche ein und wird dabei das erste Mal von den eigenen Eltern erkannt und in Freiheit entlassen.

Dietrich Bächler, geb. 1929 in München, studierte Rechtswissenschaften in Tübingen und München. Von 1959 bis 1994 war er im Bayerischen Wissenschafts- und Kunstministerium tätig, zehn Jahre als Leiter der Universitätsabteilung, zuletzt als Leiter der Kunstabteilung. Seit seiner Pensionierung arbeitet er in der Direktion des Germanischen Nationalmuseums in Nürnberg. Von Dietrich Bächler sind außerdem lieferbar: »Der beamtete Korse«, Satirischer Roman (2000); »Anschlag auf Goethe«, Roman (2000); »Der Überflieger«, Roman (2003); »Ruhestand«, Roman (Allitera 2004) und »Engelsbotschaft«, Erzählungen (Allitera 2005).

Dietrich Bächler

Reden wir nicht über Philipp

Zwiegespräche

BUCH&media

Weitere Informationen über den Verlag und sein Programm unter
www.buchmedia.de

Bibliographische Information der Deutschen Bibliothek

Die Deutsche Bibliothek verzeichnet diese Publikation
in der Deutschen Nationalbibliographie;
detaillierte bibliographische Daten sind im Internet
über <http://dnb.ddb.de> abrufbar.

Februar 2007
© 2007 Buch&media GmbH, München
Umschlaggestaltung: Kay Fretwurst, Freienbrink
Herstellung: Books on Demand GmbH, Norderstedt
Printed in Germany · ISBN 978-3-86520-240-6

I

Ich war drei oder vier Jahre, als ich mich auf den Küchenbalkon stellte, der zum Hinterhof ging, und sang. Niemand hörte mir zu. Meine Mutter saß im Wohnzimmer, das zur Straßenseite ging. Es genügte mir, wenn ich mich selbst hörte.

Der Balkon war kahl, und ich stand neben einem grauen Abfalleimer aus Gusseisen. Aber ich sah auf den mächtigen Kastanienbaum, den einzigen Baum weit und breit, und ich sang in ihn hinein.

Nicht die Kinderlieder, die man mich im Kindergarten lehrte. Nein, ich sang, was aus mir herauskam, kräftige Töne, die ich mit sinnlosen Silben belegte. Manchmal klangen sie hell und herausfordernd, manchmal dunkel und klagend, wie mir eben zumute war.

Eines Tages sagte mir meine Mutter, die Nachbarin habe ihr von meinem Gesang erzählt. ›Er singt sehr schön, Ihr Bub‹, habe sie gesagt. ›Vielleicht wird er einmal Opernsänger‹. Ich schämte mich sehr, denn ich spürte, dass die Erwachsenen meinen Gesang nicht ernst nahmen. ›Ich kann nicht singen‹, sagte ich bockig. Aber gegen Abend, als ich sah, dass meine Mutter die Wohnzimmertüre geschlossen hatte, schlich ich wieder auf den Balkon und sang in den Kastanienbaum.«

Die alte Frau hatte ihrem Mann mit ironischem Lächeln zugehört. Als er eine Pause machte, um aus der Teetasse zu trinken, sagte sie: »Ich habe Singen von Kind an gehasst.« Dabei sah sie ihn herausfordernd an.

Sie saßen, wie jeden Tag, um den kleinen runden Teetisch aus Kirschholz, die silberne Teekanne in der Mitte und die Teeschalen aus dünnem Porzellan vor sich. Die Frau hatte noch ein Schälchen mit Teegebäck daneben stehen, in das er nur selten hinübergriff, immer gewärtig, dass sie ihn an die Diätvorschriften seines Arztes erinnerte. Da die Frau nach ihrer Provokation nicht sofort weitersprach, sah er eine Chance zu beschwichtigen.

»Gehasst ist doch wohl stark übertrieben«, sagte er. »Du hast nie gerne gesungen, würde ich sagen.«

»Nein, gehasst! Ich bestehe darauf.« Die Gelegenheit zu provozieren, belebte die Frau. Ihr sonst blasses Gesicht gewann Farbe und ihre meist stumpfen Augen leuchteten auf. »Singen ist etwas Schamloses«, fuhr sie fort. »Der Ton kommt direkt aus dem Körper. Besonders Frauenstimmen drängen sich auf, biedern sich an, gurren und locken. Nicht umsonst hat man sie früher durch Kastraten- oder Knabenstimmen ersetzt. Die hatten wenigstens nicht die Balz im Ton.

Kultivierte Musik bedient sich des Instruments. So habe ich das von Kind an empfunden. Das Instrument objektiviert, gibt dem Ausdruck Form, hebt ihn auf eine höhere Ebene. Die Blockflöte macht gewiss nicht viel her. Aber ich war froh, als ich ihr dünnes Pfeifen beherrschte, und niemand mehr verlangte, ich solle meinen Kehlkopf vorführen mit ›Alle meine Entchen‹ und der ›Vogelhochzeit‹. Wir sind doch keine Tiere, die auf ihr Muh und Mäh angewiesen sind.«

»Paula, jetzt geht dein Temperament wieder mit dir durch«, sagte der Mann und lachte kurz auf. »Aber das liebe ich ja an dir, dein Temperament, deine Spontaneität, deine Übertreibungen. Dazu kannst du keine piepsende Blockflöte brauchen. Das sprudelt nur so aus dir heraus, ungefiltert und ungehemmt.«

»Typisch Michael«, sagte die Frau. »So hast du es immer gemacht. Wenn du meinst, ich rede Quatsch, nennst du den Quatsch liebenswert, liebenswertes Temperament, und schon brauchst du mich nicht zu widerlegen und bist auf einer anderen Ebene. Früher hast du dem mit einem Kuss Nachdruck verliehen. Jetzt geht es auch ohne Nachdruck.«

Michael Gantner stand auf, ging um den kleinen Tisch, legte seinen Arm um seine Frau, und da sie ihren Kopf wegdrehte, küsste er sie auf ihr dünn gewordenes graues Haar, durch das er die Wärme ihrer Kopfhaut spürte.

»Es ist Zeit zur Arbeit«, sagte er dann mit einem Blick auf die Uhr. Seine Frau hatte darauf bestanden, jeder Tag müsse seine genaue Struktur haben. ›Sonst zerrinnen die Tage zwischen den Fingern und es bleibt nichts, was man festhalten könnte.‹ Von 16–17 Uhr war Teestunde. Von 17–19 Uhr durfte er an seinem Schreibtisch sitzen. Er stand vor einer großen Panoramascheibe, durch die er in den Garten sah, auf das Rosenbeet und auf den Ahornbaum. Niemand zog in Zweifel, dass er arbeitete, wenn er am Schreibtisch saß, so wie niemand gezweifelt hatte, dass er arbeitete, solange er noch in die Kanzlei gegangen war. Er sagte, er schreibe an einer Biographie über Mörike. Seine Frau brachte zunächst den Einwand, er sei doch kein Germanist, sondern Jurist. Da läge es näher und sei wohl auch einträglicher, an einem Kommentar zu schreiben. Aber er sagte, ein neuer Lebensabschnitt fordere auch neue Initiativen. Am Alten mit geringerer Intensität weiterzustricken, mache müde und lustlos.

Auf Mörike war er gekommen, weil der in der Gestalt des Malers Nolten von seiner Kindheit Sympathisches berichtet: »Überhaupt preis ich den jungen Menschen glücklich, der, ohne träge oder dumm zu sein, hinter seinen Jahren, wie man so spricht, weit zurückbleibt; er trägt gewöhnlich einen ungemeinen Keim in sich, der nur durch die Umstände glücklich entwickelt werden muss ... und dieses Brüten, wobei man nichts herauskommen sieht, das kein Stück gibt, ist die rechte Sammelzeit des eigentlichen inneren Menschen.«

So war es. Michael Gantner fand bei Mörike seine eigene Kindheit wieder. Brüten, wobei man nichts herauskommen sieht. Auch keine guten Zeugnisse, die er vorzeigen konnte, um Anerkennung und Lob zu ernten. Bei den Großeltern zum Beispiel.

»Brav und mittelmäßig, arg mittelmäßig«, hatte die Großmutter gesagt und durch ihre Hornbrille mit den dicken Gläsern spöttisch auf ihn herabgesehen. »Eine Zwei nur in Religion! Nun ja«, und nun schoss sie aus den Augenwinkeln einen Pfeil hinüber zu ihrem Ehemann, der die Pension eines Oberlehrers genoss. »Nun ja«, sagte sie »zum Volksschullehrer wird es schon noch reichen.«

Großvater belebte sich. Er gewann Farbe. Seine Glatze flammte auf zwischen dem weißen Haarkranz. »Lehren dürfen nur die

Besten. Nicht die Mittelmäßigen und Faulen«, rief er zornig und laut, so dass es auch Großmutter verstehen musste, obgleich sie unter Altersschwerhörigkeit litt.

Michael Gantner dachte damals, es müsse auch noch unterhalb des Volksschullehrers Berufe geben, in die er zur Not hineinpasste, und er begann wieder zu brüten, wobei nichts herauskam, nichts als Fantasie. In seiner Fantasie sprang er hoch, höher als alle anderen, schoss als Jagdflieger Flugzeuge des Gegners ab, torpedierte feindliche Schiffe, ohrfeigte den Stärksten der Klasse und spielte auf dem Klavier wie Edwin Fischer, obwohl er schon seit Tagen nicht mehr geübt hatte.

Tagträume. Am Schreibtisch durften sie noch sein, von 17–19 Uhr. Jedenfalls seit Michael Gantner den Broterwerb in der Anwaltskanzlei aufgegeben hatte und an Mörike arbeitete. Weit war er noch nicht gekommen. Nur Materialsammlungen, Exzerpte aus Büchern und Aufsätzen und das nur bis zu Mörikes Vikariat in Plattenhardt auf den Fildern mit der einfältigen Pfarrerstochter Luise im wohlseparierten Stübchen nebenan. Mörike hätte tagträumerisches Brüten nicht übel genommen. Mörike gewiss nicht.

Die Arbeit musste ja auch reichen für den Rest des Lebens. Jetzt war Michael Gantner 72. Er war fest davon überzeugt, seine Lebenskraft würde bis 85 reichen, genau bis 85, kein Jahr weiter. Sein Vater war 85 geworden und die beiden Großväter mütterlicher- und väterlicherseits ebenso. Er hatte also 13 Jahre Zeit für Mörike. Zeit genug, um tagträumerisch zu brüten. Sein Vater, pensionierter höherer Bahnbeamter, hatte in diesem Alter nur Zeitung gelesen, vormittags eine regionale, nachmittags eine überregionale und dazwischen ein Verdauungsspaziergang von einer Stunde. Wenn er je ins Tagträumen gekommen war, dann bei Erscheinen des neuen Kursbuches der Bundesbahn, in dem er mit dem Zeigefinger weite Strecken zurücklegte.

13 Jahre Mörike. Michael Gantner musste ja auch nicht jeden Tag an den Schreibtisch. Gestern zum Beispiel kamen die Enkel. »Die Enkel gehen vor«, das sagte auch seine Frau Paula. Sie seien etwas Lebendiges und der Dienst am Leben sei wichtiger als der Dienst am toten Mörike.

Von dem ältesten Buben seiner Tochter, dem viereinhalbjährigen Konrad, hatte er zunächst geglaubt, er könne werden wie er und Mörike: tagträumerisch brütend. Er redete wenig und stockend und zeigte manchmal ein besinnliches Lächeln. Aber dann kam der Winter und Konrad, damals dreieinhalb, wollte Rodeln. Er musste nicht, niemand zwang ihn. Er wollte rodeln, freiwillig.

Michael Gantner musste mit ihm losziehen, hinüber an den steilen Abhang, der vom Waldrand hinunterführte zu der Siedlung mit den gleichförmigen Reihenhäusern, in der auch sie wohnten.

Konrad meinte, der Opa solle mit ihm zusammen den Abhang hinuntersausen. Er vorne, der Opa hinten auf dem Schlitten.

Michael Gantner fürchtete die Geschwindigkeit. Schon als Kind konnte er es nicht verstehen, wenn seine Freunde berauscht waren von der Schnelligkeit, wenn es ihnen nicht rasch genug den Abhang hinuntergehen konnte. Er sann nach Möglichkeiten zu verlangsamen, um die Furcht in Wohlgefühl zu verwandeln. Seine Stiefelabsätze verloren mit jeder Abfahrt an Profil wie die Bremsbeläge eines jäh gezügelten Porsche.

Konrad sollte sich nicht fürchten. Er sollte sein Wohlgefühl teilen. Michael Gantner steuerte ihn vorsichtig den Hang hinunter, die Absätze fest gegen den hart gefrorenen Schnee gestemmt. Auch mied er Mulden und Hügel, damit der Schlitten keine Sprünge machte. Aber Konrad war nicht zufrieden. »Du musst die Füße auf die Kufen stellen, nicht auf den Boden«, belehrte er seinen Opa nach der ersten Fahrt. Der überwand seine Furcht, und als er den Schlitten ungebremst sausen ließ, jauchzte der kleine Konrad laut, und als es ihm nicht gelang, einen kleinen Hügel zu umfahren, und der Schlitten über die Schanze sprang, überschlug sich die Stimme des Jungen vor Begeisterung. »Du bist nicht wie ich und Mörike«, dachte Michael Gantner, als Konrad die Abfahrt »geil« fand und auf Wiederholung drängte.

»Der ist wie ich«, sagte Paula am nächsten Tag um 16 Uhr beim Tee. »Neben unserem Haus führte eine kleine steile Wohnstraße den Berg hinunter und mündete in die Hauptstraße. Das war unsere Rodelbahn. Es konnte uns nicht schnell genug gehen. Gebremst haben wir erst im letzten Moment vor der Einmündung in die Hauptstraße. Wir rissen durch einseitigen Fußeinsatz den Schlitten herum, dass er quer stand und hielt. Ich konnte das nicht oft genug wiederholen und meine Backen glühten so sehr vor Begeisterung, dass ich die Eiseskälte nicht spürte, auch nicht an den starren Fingern, die die Zugschnur hielten.«

»Merkwürdig«, sagte Michael Gantner. »Beim Rodeln hättest du dich nicht in mich verliebt. Wie konntest du nur 45 Jahre meine Langsamkeit ertragen?«

»Vielleicht«, sagte sie, »weil die Langsamkeit zur Zärtlichkeit gehört. Aber jetzt solltest du doch an den Mörike gehen. Du schaffst ihn sonst nicht bis 85.«

II

»Du erzählst viel von deiner Kindheit«, sagte Paula und schob ihre Teetasse zur Seite. »Aber du erzählst nichts von den Nazis. Du warst vier als sie an die Macht kamen und 16 als der Krieg zu Ende ging. Also müssen die Nazis doch deine Kindheit geprägt haben, so wie meine von der Nachkriegszeit geprägt wurde.«

»Was soll ich dazu sagen? Wenn du den Rahmen nimmst, in dem wir uns bewegten, der war braun. Wenn du den Inhalt nimmst, das gelebte Leben, es hatte wenig mit diesem Rahmen zu tun. Wir taten, was Kinder immer tun: Spielen, Sport treiben, schwimmen gehen im Sommer, rodeln und Ski fahren im Winter und wenn die Pubertät begann, nach den Mädchen schielen. 1938 war ich neun. Ich erinnere mich sehr gut daran, wie sie die Synagoge zerstörten, die neben unserer Schule stand. Abends zündeten SA-Männer sie an. Aber sie wollte nicht brennen. Am nächsten Morgen kamen Bauarbeiter, sprengten die Kuppel und zertrümmerten die Mauern mit der Abrissbirne. Die Trümmer lagen noch mehrere Tage herum, dazwischen Fetzen von Gebetsmänteln und Schriftrollen. Wir stöberten nach der Schule zwischen den Steinen und spielten Verstecken.

Heute finde ich es unbegreiflich, dass wir uns keine Gedanken gemacht haben über diese Vernichtung eines Gotteshauses, dass wir keine Fragen stellten. Zu Hause wurde vor uns Kindern nicht darüber gesprochen. Auch der Lehrer sagte nichts zu dem, was sich neben seiner Schule abspielte. Ich glaube, Kinder nehmen das Geschehen um sich herum als etwas Unabänderliches wahr und durchleuchten nur das in ihrem Bewusstsein, was ihrem Entwicklungsstand entspricht.«

»Aber Michael, die Judenverfolgung bestand doch nicht nur aus der Zerstörung von Synagogen. Die Juden waren geächtet, mussten den gelben Stern an der Kleidung tragen, bekamen Berufsverbot, wurden in Vernichtungslager abtransportiert. Das kann dir doch selbst mit neun Jahren nicht alles entgangen sein.«

»Ich schäme mich fast zu sagen, doch, es ist mir entgangen. Vielleicht, weil meine Eltern nie davon sprachen. Die hatten wohl Angst, wir Kinder könnten solche Gespräche ausplaudern. In unserer Nachbarschaft wohnten keine Juden. Sie waren auch nicht unter unseren Bekannten und Freunden. Ich wurde daher nicht unmittelbar mit ihrem Schicksal konfrontiert. Oder doch?

In den ersten beiden Jahren der Grundschule hatten wir einen jüdischen Mitschüler in unserer Klasse. Ich weiß nur noch seinen Nachnamen: Seligmann. Der Vorname ist mir entfallen. Er hatte große dunkle Augen, ein blasses schmales Gesicht und leicht gelockte, dichte schwarze Haare. Er saß immer allein in einer Bank. Ob sich niemand zu ihm setzen wollte, oder ob der Lehrer es so angeordnet hatte, weiß ich nicht. Er hatte auch keinen Freund. Wir scheuten uns, ihm nahe zu kommen, weil wir spürten, es habe eine besondere Bewandtnis mit ihm. Nicht dass wir ihn beschimpft hätten oder gar geschlagen. Auch der Lehrer demütigte ihn nicht. Er stand einfach allein neben der Gemeinschaft. Er wurde nicht einbezogen in die Raufereien, bei denen es darum ging, wer der stärkste in der Klasse war. Niemand wäre es eingefallen, sich an ihm zu messen. Seine großen Augen sahen nie fröhlich aus, eher schwermütig. Ich hätte zu ihm hingehen, ihm meine Freundschaft anbieten sollen, zumal er mir sympathisch war. Ich tat, was die anderen taten, ich machte einen Bogen um den kleinen Seligmann. Nein Paula, ein Held war ich nicht. Da kann ich dir nichts Bemerkenswertes bieten.

Übrigens, nach Ostern, zu Beginn der dritten Klasse, kam er nicht mehr, der Schüler Seligmann. Es hieß, die Familie sei ausgewandert, nach England. Man vergaß ihn. Niemand saß mehr allein in einer Bank.«

»Ich sehe, Michael, ich habe nicht viel Glück, mit deiner Hilfe die Nazizeit zu bewältigen. Als 1939 der Krieg ausbrach, warst du zehn. Ich kam gerade auf die Welt. Mit zehn musst du doch wohl mitgekriegt haben, wie Hitler Polen überfiel. Oder hast du da gerade mit Murmeln gespielt und daher nicht über den Straßenrand geguckt?«

»Mit deiner Ironie, Paula, bezweifelst du meine Ehrlichkeit. Aber ich bin so ehrlich, wie mein Gedächtnis es zulässt. Vom Schrecken des Krieges habe ich 1939 nichts begriffen. Wir Buben fanden es großartig, dass die deutschen Truppen, mit denen wir uns identifizierten, Polen erobert hatten, dass täglich Siegesmeldungen aus dem Radio tönten. Was das für die Besiegten, für das polnische Volk bedeutete, lag völlig außerhalb unserer Vorstellungswelt.

In der Familie wurde das Leben leichter, unbeschwerter, so merkwürdig das klingen mag. Mein Vater musste als Reserveoffizier schon am ersten Kriegstag zur Truppe, nicht an die Front, nein, irgendwohin, wo der Nachschub verwaltet wurde, als höherer Eisenbahnbeamter war er da ja kompetent. Sein harter, herrischer Schritt drohte nicht mehr vor dem Kinderzimmer. Du musst ihn dir nicht als prügelnden Tyrannen vorstellen. Er regierte uns autoritär, wie alle Väter damals. Nie begab er sich auf unsere Ebene. Nie spielte er mit uns. Er gab uns Befehle. Die Woche durch musste er von früh bis abends arbeiten, am Samstag noch bis zum Mittagessen; dann – nach einem kurzen Mittagsschlaf – begann es gefährlich zu werden. Wenn seine Schritte sich dem Kinderzimmer näherten und er mit hartem Griff die Türklinke niederdrückte, gab es zwei Möglichkeiten, entweder verspürte er Lust zu einem Spaziergang, auf dem ich ihn zu begleiten hatte, oder er gab mir Klavierunterricht. Beides bedrückte mich, lag mir wie ein Kartoffelsack auf der Brust. Der Klavierunterricht wog schwerer als der Spaziergang. Der Spaziergang war nur langweilig. Ich musste schweigend neben meinem Vater hertrotten, so wie andere Bürger ihren Hund neben sich haben. Immerhin wurde ich nicht an die Leine genommen. Ganz selten durchbrach mein Vater das Schweigen mit einer Frage. Immer wenn wir an ein Getreidefeld kamen, wollte er wissen, ob es sich um Weizen, Roggen oder Gerste handelte. Schon wenn ich von weitem ein Getreidefeld sah, setzte bei mir die Denkhemmung ein. Ich konnte die Sorten nicht mehr auseinanderhalten, was mir die Rüge eintrug: ›Dummkopf, kannst du dir gar nichts merken.‹ Mehr konnte nicht passieren.

Der Klavierunterricht war leidvoller. Mein Vater spielte selbst mit roher Treffsicherheit, ohne um Veredelung bemüht zu sein. Treffsicherheit, meinte er, könne er auch seinem Sohn beibringen. Dazu bedürfe es keines professionellen Klavierpädagogen, den man bezahlen muss. Aber ich konnte noch so oft eine Tonleiter üben, wenn mein Vater daneben saß, stolperte ich, traf ich Weiß statt Schwarz, f statt fis, und die schneidende Stimme attackierte von links: ›Fis! Kannst du nicht aufpassen! Nimm dich endlich zusammen!‹ Das wiederholte sich eine Stunde lang und wollte nicht enden.

Der Krieg löste alles. Niemand fragte mich mehr nach Getreidesorten und eine sanfte Klavierlehrerin löste den Krampf in meinen Fingern. Auch meine Mutter wirkte von Woche zu Woche freier, gelöster. Nie hatte ich bisher gehört, dass sie Klavier spielte oder gar sang. Sie hätte die Kritik, den Spott meines Vaters gefürchtet, die Herababwürdigung von ihm, der alles meinte besser zu können. Jetzt versuchte sie sich an einfachen Volksliedern, spielte sie auf dem Klavier, sang dazu mit immer klarer und fester werdender Stimme und ich improvisierte eine zweite, tiefere Stimme dazu.

Übrigens war meine Mutter keineswegs die Einzige, die der Krieg für einige Jahre emanzipierte, sie hatte Freundinnen, die genauso empfanden, oder genauer gesagt, sie bekam Freundinnen. Frauenfreundschaften entwickelten sich. Man tauschte sich aus, um leichter zu bewältigen, was man sich bisher nicht zugetraut hatte. Und mit den Müttern befreundeten sich auch die Kinder. Man organisierte gemeinsame Radausflüge und lebhaftes Plaudern und das Lachen von Frauen und Kindern traten anstelle des schweigsamen Spaziergangs neben dem Vater, dessen Fotografie in der Uniform eines Hauptmanns der Reserve nun wie ein fernes Denkmal auf dem wuchtigen Büffet in unserem Wohnzimmer stand.«

Da Michael Gantner beim Anblick des Hauptmanns der Reserve pausierte, fand es seine Frau an der Zeit, ihn zu unterbrechen.

»Du machst aus dem Krieg eine Idylle«, sagte sie, »ein Paradies für Frauen und Kinder. Man merkt, du liest zuviel in den Idyllen des Eduard Mörike. Es fehlt nur noch, dass du erzählst, deiner Mutter sei 1939 das Stuttgarter Hutzelmännchen erschienen und habe ihr ein Laiblein Hutzelbrot gebracht, mit dem Versprechen, dass der Laib immer wieder nachwächst, soviel sie auch davon abschneidet, wenn sie nur ein ›Ränftlein fingerbreit‹ übrig behält, so dass ihr auf diese Weise den ganzen Krieg über nie habt hungern müssen.«

Michael Gantner vertrug den Spott seiner Frau nicht immer. Besonders hart kam er ihn aber an, wenn es um seine Mutter und Eduard Mörike ging.

So setzte er plötzlich seinen ›dichterischen Blick‹ auf, wie seine Frau dieses Phänomen bezeichnete. Er sah seine Frau nicht mehr, auch nicht die Teetassen und die kleine Vase mit den hellroten Moosröschen. Er verachtete die realen kleinen Dinge, über die seine Frau herrschte. Er blickte seherisch irgendwohin in eine neblige Ferne. »Mörike war kein Idylliker«, sagte er mit der Unverbindlichkeit des Verletzten. Dann stand er auf, um in sein Arbeitszimmer zu gehen, ohne sich um das Teegeschirr zu kümmern, das er sonst fast jeden Tag in die Küche trug. »Es ist bereits zehn nach fünf«, brummte er noch.

Dann saß er vor seinem Schreibtisch und sah durch die große Scheibe in den Garten, dessen Konturen im Dämmerlicht mehr und mehr verwischten. Er liebte diese Auflösung in die Nacht und er gab sich ihr besonders gerne hin, wenn er meinte, seine Frau habe seine Tagtüchtigkeit bezweifelt. Auch rechtfertigte er diese wehmütigen Tagträume mit der Notwendigkeit, Mörike und seinen Befindlichkeiten nahe zu sein. Wie sonst sollte er über ihn schreiben?

So memorierte er die Verse über die Reise zum Grab, mit denen Mörike »Mozart auf der Reise nach Prag« enden lässt:

Ein Tännlein grünet wo,
Wer weiß, im Walde,
Ein Rosenstrauch, wer sagt,
In welchem Garten?
Sie sind erlesen schon,
Denk es, o Seele,

Auf deinem Grab zu wurzeln
Und zu wachsen.
Zwei schwarze Rösslein weiden
Auf der Wiese.
Sie kehren heim zur Stadt
In muntern Sprüngen.
Sie werden schrittweis gehn
Mit deiner Leiche,
Vielleicht, vielleicht noch eh'
An ihren Hufen
Das Eisen los wird,
Das ich blitzen sehe?

Und ehe er versank in der Wehmut dieser Verse, dachte Michael an die Kunst, mit der sie gemacht waren. Die schlichte Weise, sie strömt nicht aus einem schlichten Gemüt. Sie ist kunstvoll Silbe für Silbe gebaut und gibt doch eine einfache Melodie, die nicht über ihre Bausteine stolpert. So müsste man der Sprache mächtig sein, dachte Michael. Dann könnte man Verletzung auflösen in Melodie.

III

Heute hatte Paula ihren Erzähltag. Das war nicht abgemacht. Jeder erzählte, wenn er Lust dazu hatte. Paula hatte immer Lust. Aber sie war auch neugierig. Sie hatte die Hoffnung nicht aufgegeben, aus Michael etwas herauszuholen, was ihr in vierzig Jahren Ehe verborgen geblieben war. Dazu konnte sie sich zügeln, Geduld aufbringen für Michaels stockenden Redefluss. Aber heute wollte sie nicht. Heute war sie dran, gleich nachdem sie die erste Tasse eingeschenkt hatte.

»Habe ich dir eigentlich schon erzählt, wie mich meine Großmutter als Kind genannt hat?«, fragte sie Michael. Der schüttelte den Kopf.

»›Wetterhexe‹ hat sie mich genannt. Sie war Bäuerin. Ich weiß nicht genau, was sie unter einer Wetterhexe verstand. Jedenfalls nichts Positives. Wetter, das bedeutete für die Bäuerin drohendes Unwetter, und die Hexe war die böse Zauberin, die es herbeizaubern kann. Als liebenswürdig hat sie mich also nicht empfunden, eher als unberechenbares, stets drohendes Unheil, das wie ein Wirbelsturm herauf- und wieder abziehen konnte!«

»Sehr treffend beobachtet«, warf Michael ein.

Aber Paula hatte in diesem Moment kein Bedürfnis beleidigt zu sein. Sie war stolz auf den Wirbelsturm. »Auf dem Besen bin ich nicht geritten, damals als man mich mit sechs Jahren zur Großmutter aufs Land schickte«, fuhr sie fort. »Aber auf Großmutters Fahrrad bin ich durchs Dorf gefegt, stehend, weil meine kurzen Beine nicht vom Sattel bis zu den Pedalen reichten. Aufgescheuchte Hühner gackerten mir nach, Mütter zogen erschreckt ihre Kleinkinder zur Seite, wenn ich vorüberschaukelte. Enge Kurven schaffte ich nicht. Ich kippte, und der Kies der ungeteerten Wege schürfte meine Knie blutig. Jeden Tag kam ich mit blutigen Knien zur Großmutter zurück. Ich habe nicht geweint, und die Großmutter hat mich nicht bedauert, im Gegenteil, sie schimpfte mich eine Wetterhexe und klagte, ein Pflaster kleben zu müssen, damit ich meine Kleider nicht beschmutzte. Hexen sind hässlich, jedenfalls in den Märchenbüchern. Wenn ich es akzeptierte, eine Wetterhexe zu sein, konnte ich mich nicht schön finden. Nein, Schönheit passte nicht zu mir. Ich war hässlich.«

Hier fühlte sich Michael verpflichtet zu protestieren.

»Zwar hab' ich dich als Kind nicht gekannt«, sagte er. »Aber die Fotos zeigen ein ausgesprochen hübsches kleines Mädchen, zierlich, mit dunklen lebendigen Augen, die das schmale Gesicht ganz beherrschen und vollen, aber keineswegs aufdringlichen Lippen.«

»Du begreifst gar nichts. Ich war hässlich und ich habe mir immer gesagt, ich muss mir zum Ausgleich einen schönen Mann suchen.«

Michael lachte. »Das ist dir auch glänzend gelungen. Frühe Glatzenbildung, abgeflachter Hinterkopf, Blähhals, zu kurz und breit geratener Brustkorb, Plattfüße mit Neigung zum Watschelgang.«

»Ich sage ja, du begreifst nichts. Schönheit ist doch nichts Äußerliches. Schönheit kommt von innen. Harmonie, Ausgeglichenheit, Ruhe, Geborgenheit, das ist für mich Schönheit. Meinst du, das findet man bei einer Wetterhexe? Und nicht vielmehr Unruhe, Zerrissenheit, Wechselwetter, Ängste, Panik, Unbeherrschtheit und allerlei Süchte? Du ruhst in Schönheit. Da gibt es keinen Zweifel. Nicht die kleinste Sucht, nicht einmal temporär. Keine Zigaretten, kein Alkohol, allenfalls beherrschte, gut bürgerliche Viertele, keine Aufputschmittel, kein Kaugummi, keine Sexbesessenheit, kein Motorradraser, keine Naschsucht, nicht einmal Briefmarken- oder Bierdeckelsammler, allenfalls ein gewisser Kämmzwang für die spärlich sprießenden restlichen Haare. Kurz: Schönheit, nichts als Schönheit.

Bei mir dagegen schon als Kind: hässliche Disharmonien, Abgründe, ungestillte Sehnsüchte, Naschsucht, die Verlockungen des Süßen. Der große Glasbehälter mit den Himbeer- und Zitronenbonbons auf dem Ladentisch des Lebensmittelhändlers. Würde er hineingreifen und dem einkaufenden kleinen Mädchen wenigstens ein Bonbon schenken als Dreingabe zu Milch, Butter und Eiernudeln? Einmal tat er's, das andere Mal nicht, die reine Willkür, meine ich, obwohl er meine sehnsüchtigen Blicke doch erkennen musste. War er ein Sadist, der seine Macht über das kleine Mädchen genoss? Wollte er seine Gnade nicht schenken, musste ich sie kaufen. Zwei Pfennige vom Rückgeld für Bonbons und das nächste Mal – kühner geworden – fünf Pfennige.

Die Mutter wird so genau doch nicht nachzählen. Aber sie tat's und stand vor mir wie das Jüngste Gericht, hieß mich eine naschsüchtige Lügnerin und ich schrumpfte vor ihr zusammen, klein, hässlich und rot glühend vor Scham. Als einziger Trost blieb das Arzneischränkchen des Vaters mit den vielen homöopathischen Fläschchen. Mein Vater liebte die Substanzen nicht als Tröpfchen sondern als Globuli, als Kügelchen, und die waren leicht gesüßt. Getrost nahm ich vom Aconitum zehn oder gar zwanzig Globuli und ließ sie genüsslich im Mund zergehen. Ich war sicher, mein Vater würde die Globuli nicht nachzählen. Außer einem schwachen Zuckerreiz an meinen Geschmacksnerven verspürte ich keine Wirkung, auch nicht als ich auf dreißig Globuli steigerte.«

»Merkwürdig«, warf Michael Gantner ein. »Manche Kinder sind verrückt nach Süßigkeiten, andere lässt der Zucker gleichgültig. Das ist kein Verdienst, kein Zeichen heldenhafter Selbstdisziplin. Der eine Körper verlangt es, der andere nicht. Der Stoffwechsel scheint verschieden programmiert zu sein. Nehm' unsere Kinder. Silvia wollte Fleisch, Essiggurken und Pommes, Philipp aber klaute die Pralinen aus den Geschenkpackungen der Besucher und aß die Marmelade löffelweise, ehe er begann sich einen Joint zu drehen.«

Michael Gantner bedauerte seine flapsige Bemerkung über Philipp sofort, denn er sah, wie sich das Gesicht seiner Frau veränderte. Das lebhafte Mienenspiel, das Lebendigkeit, ja zuweilen Jugendlichkeit vermittelt hatte, erstarrte. Was blieb waren tiefe Furchen neben den Mundwinkeln und über der Nasenwurzel, Tränensäcke und darüber Augen, die nicht mehr leuchteten, sondern stumpf waren wie Asche.

»Michael«, sagte Frau Gantner, »wir waren doch übereingekommen, in unseren Teegesprächen nicht mehr über Philipp zu reden.«

»Ja«, lenkte Michael ein, »ich sollte jedenfalls nicht so über ihn reden. Aber ich will ihn auch nicht totschweigen. Es genügt doch, dass wir nichts mehr von ihm hören.«

»Übrigens«, fuhr Michael fort, als hätte seine Frau den Schweigepakt aufgehoben, »Philipp hatte gestern seinen 45. Geburtstag.«

Paula nahm den Faden ins Vergangene auf. »Ich weiß«, sagte sie. »Erinnerst du dich noch an seinen ersten Geburtstag? Er fiel auf einen Faschingsdienstag. Die Nachbarin hatte ihm so eine Faschingspfeife geschenkt, die sich aufrollt, wenn man hineinbläst, und dabei einen schrillen Ton von sich gibt. Philipp hatte einige Male seinen Spaß an der Schlange, die pfeifend herausschnellte. Dann wollte er der Sache auf den Grund gehen und zerrte so lange an der Schlange, bis er sie vom Pfeifchen getrennt hatte. Zunächst erschrak er, als die Pfeife nun, ohne Dämpfung, um ein Mehrfaches lauter und schriller tönte. Dann strahlte er vor Stolz, aus eigener Kraft einen solch gewaltigen Effekt erzielt zu haben. Er blies und blies und konnte nicht mehr aufhören. Allenfalls legte er eine kleine Pause ein, um so richtig von Herzen zu lachen. Ich höre dieses Lachen heute noch.

Aber dir ging dieses ewige Pfeifen auf die Nerven. Er solle jetzt aufhören, riefst du. Das wollte er nicht. Du wurdest heftiger, hast ihm das Pfeifchen aus der Hand gerissen und es in den Mülleimer geworfen.

Da hat der kleine Kerl an seinem ersten Geburtstag geschrien und geheult, dass er krebsrot wurde, und dieses Schreien hat er eine ganze Stunde lang durchgehalten. Er konnte alles so lange durchhalten, bis er erschöpft war.«

»Ja, das konnte er, wahrhaftig, das konnte er«, sagte Michael. »Und ich konnte es nicht. Und weil ich ihm das Pfeifchen weggenommen habe, wurde er zum Revoluzzer. Und hätt' ich ihn weiterpfeifen lassen, wäre er heute Großaktionär!«

»Unsinn«, sagte seine Frau. »Es ist mir einfach so eingefallen, weil Philipp gestern Geburtstag hatte. Du solltest dich eben doch an unsere Abmachung halten, beim Tee nicht über Philipp zu reden. Du hast angefangen.« Michael wollte sich nicht verteidigen. »Mörike wartet schon seit einer halben Stunde«, sagte er und ging in sein Arbeitszimmer. Aber er schrieb keine Zeile.

IV

Michael Gantner liebte seinen Enkel. Aber wenn er an Konrad etwas beobachtete, was ihn an seinen Sohn Philipp erinnerte, erschrak er. Seine Hartnäckigkeit zum Beispiel.
»Opa, wir geh'n in den Garten und graben.«
»Aber es regnet, es regnet ganz stark. Wir werden nass und schmutzig.«
»Das macht doch nichts. Ich habe Gummistiefel, einen Regenanorak und eine Mütze.«
»Trotzdem, alles wird eingeweicht, die nasse Erde klebt an Kleidern und Schuhen und die Oma schimpft, wenn wir aussehen wie die Dreckbären.«
»Bären sind nicht dreckig, Opa! Ich will Regenwürmer sehen. Die sind jetzt dicht unter dem Boden. Wir müssen nicht tief graben.«
»Ich hab' doch gesagt, es ist kein Wetter zum Graben. Spielen wir Mühle miteinander. Du kannst es doch schon ganz gut. Sicher gewinnst du heute.«
»Opa, wir graben nach den Regenwürmern und dann spielen wir Mühle. Einverstanden?«
Michael Gantner steigerte die Alternativangebote. Lego, Playmobil, Memory, ein Riegel Schokolade. Es half nichts. Erst die Regenwürmer und dann . . . Da der Opa nicht nachgab, erhöhte Konrad seine Stimmkraft. Schreien wechselte in Schluchzen und dazwischen in endloser Wiederholung: »Regenwürmer sehen, Regenwürmer sehen!«
»Du weckst die Oma auf, die sich hingelegt hat!«
»Regenwürmer sehen, Regenwürmer sehen!«
Schließlich kapitulierte Michael Gantner, um Stille zu erkaufen. Eine viertel Stunde gruben sie im Regen.
»Wie könnt ihr bei diesem Sauwetter graben? Wie ihr aussieht!

Wie die Dreckbären!« Das war Paula, aufgepumpt mit Empörung.

»Konrad hat nicht nachgegeben? Was soll das! Kannst du nicht einen Fünfjährigen mit Diplomatie von einem törichten Vorhaben abbringen. Ein Armutszeugnis!«

Michael war gereizt, schritt zum Gegenangriff.

»Du als Diplomatin! Bei Philipp hast du in diesem Alter kaum diplomatische Erfolge erzielt. Ich sehe heute noch das Elend deiner Niederlage vor mir. Als ich vom Büro heimkam, fand ich dich in stummer Apathie auf einem Küchenstuhl und die Tränen liefen dir über beide Backen, während Philipp mit lautem Triumphgeschrei eine Art Indianertanz um dich herum aufführte. Es war, als feierte er den Endsieg über die mütterliche Erziehungskunst.

Da war guter Rat teuer und du gingst mit dem Indianer zur Erziehungsberatungsstelle. Die meinten, das Übel liege bei der Mutter, wo sonst? Du seist nervös, was auf Frustrationen schließen ließe. Dich aber regte auf, dass dir Philipp unterm Tisch gegen das Schienbein trat, was die Tanten von der Erziehungsberatungsstelle übersahen.«

»Erzähl nur weiter, wenn es dir gut tut«, warf Paula ein. »Ich hab' die alten Geschichten längst abgehakt.«

»Die Tanten schickten dich zum Psychotherapeuten, und du gingst brav auf die Couch, dem Philipp zuliebe, aus dem ein ordentlicher Mensch werden sollte.

Drei Jahre hast du jeden Dienstagabend dem Therapeuten deine Träume erzählt und was dir dazu eingefallen ist. Es war Belangloses und entsprach nicht seinen Erwartungen. Er wollte unerfüllte sexuelle Wünsche in deinen Tiefen aufstöbern. Als du von einer Salzstange erzähltest, von der du das Salz abgeschleckt hattest, meinte er am Ziel zu sein. Aber es war wieder nichts, nichts als banale Esslust.

Nach drei Jahren hast du von einem Jäger geträumt und es fiel dir dazu der Satz ein: Er war ein Jäger und auch sonst von mäßigem Verstande. Der Therapeut ging gerne auf die Jagd und er meinte nach diesem Traum, du seist jetzt reif, dich von ihm zu lösen. Du bräuchtest keine weiteren Stunden mehr.

Philipp allerdings blieb aggressiv. Er griff jeden an, der glaubte, ihm sagen zu müssen, ob oder wie er etwas tun sollte. Egal, ob Vater, Mutter oder Lehrer. Es war ihm gleichgültig, ob sie diplomatisch vorgingen oder direkt.«

»Eine amüsante Story für Dritte, witzig pointiert und arg verkürzt«, sagte Paula. »Mir ist das Lachen vergangen und dir sollte nicht anders zumute sein. Waren wir nicht übereingekommen, nicht mehr über Philipp zu sprechen? Aber kaum fühlst du dich angegriffen, benutzt du Philipp als Waffe gegen mich.«

Obwohl Konrad die Regenwürmer ertrotzt hatte, spielte Michael Gantner Mühle mit ihm. »Die Oma weiß nicht, dass Bären nicht dreckig sind«, sagte Konrad.

»Sie können dreckig sein wie du, wenn sie durch nasse Erde stapfen.«

»Aber sie können nicht Mühle spielen«, meinte Konrad triumphierend, denn er hatte eine Zwickmühle aufgebaut, während Opa in Gedanken noch bei Philipps Indianergeheul war.

Michael Gantner tat nichts, um das Schlachtenglück zu wenden. Sollte Konrad seinen Sieg haben. Er würde ihm gut tun. Vielleicht verkraftete er dann die nächste Niederlage besser.

»Opa, du musst nicht traurig sein«, sagte Konrad nach seinem Sieg. Ich schenke dir etwas Süßes. Und er holte ganz tief aus seiner Hosentasche ein Stück Traubenzucker, das der Opa sogleich in den Mund schieben musste, obwohl es mit undefinierbaren Bröselchen verklebt war.

Als seine Mutter Konrad abgeholt hatte, ging Michael Gantner hinauf ins Schlafzimmer und holte aus seinem Nachtkästchen ein Photo des fünfjährigen Philipp. Er konnte es nicht leugnen, Philipp und Konrad sahen sich ähnlich. Warum auch nicht. Sie waren schließlich eng verwandt, Onkel und Neffe. Die gleichen leicht gekräuselten Haare, die am Wirbel widerborstig in alle Richtungen standen, die großen blauen Augen, die dem Betrachter nicht begegneten, sondern durch ihn hindurchschauten und dieses eigenartige Lachen, das nur auf den ersten Blick die ungetrübte Heiterkeit des Naiven vermittelte, bei näherem Hinsehen aber einen Anflug spitzbübischer Spottlust enthielt, als wollte der Bub seinen Betrachter auslachen. Ich werde Paula mit solchen Ähnlichkeiten nicht beunruhigen, dachte Michael Gantner. Fast sollte ich mich entschuldigen wegen des Rückgriffs auf den analysierenden Jäger.

Um 16 Uhr trug er das Silbertablett mit dem Tee herein. Zuerst wollte er eine Rose dazustellen. Aber dann hatte er Angst, Paula würde ihn auslachen.

»Heute erzähl' ich wieder von meiner Kindheit«, sagte er. »Die kann dich weder erschrecken noch verletzen. Du wolltest doch wissen, wie ich den Krieg erlebt habe. Mir ist da etwas eingefallen, was mich über viele Jahre verfolgt hat. Es war der Tod eines serbischen Kriegsgefangenen. Der Serbe hatte tagsüber beim Bauern gearbeitet, und als er mit der Magd in der Scheune den Heuwagen ablud, war er über sie hergefallen und hatte sie vergewaltigt. Das deutsche Kriegsgericht verurteilte ihn deswegen zum Tode am Galgen. Das Kriegsgefangenenlager war ganz in der Nähe unseres Wohnorts. Dort sollte auch das Urteil vollstreckt werden.

Mein Vater war als Gerichtsoffizier beauftragt, die Vollstreckung zu organisieren. Also machte er eine Dienstreise zu unserem Wohnort und konnte für einige Tage wieder bei uns wohnen. Er hatte aber keine Zeit mit mir spazieren zu gehen oder Klavier zu spielen. Er musste sich mit dem Tod beschäftigen. Bei den Mahlzeiten erzählte er davon. Gott sei Dank habe er einen Feldwebel gefunden, der erfahren sei in diesen Dingen. Er habe in der Ukraine russische Partisanen aufgehängt. Der Galgen werde schon nach seinen Anweisungen gezimmert. Auch habe er ein passendes Seil besorgt und beherrsche die richtige Knotentechnik.

Am Tag der Hinrichtung stand mein Vater sehr früh auf. Meine Schwester und ich hätten noch zwei Stunden schlafen dürfen. Aber eine innere Unruhe und die Offiziersstiefel meines Vaters weckten uns auf. Wir schlichen uns in unseren Schlafanzügen ins Wohnzimmer. Dort saß mein Vater in der Uniform mit dem Eisernen Kreuz aus dem Ersten Weltkrieg an der Brust am Tisch und frühstückte, Semmeln mit Butter und Marmelade und Malzkaffee. Als er fertig war, sagte er zu meiner Mutter, die ihren blauen Bademantel über dem Nachthemd trug, sie solle die Schnapsflasche aus dem Schrank holen und ihm ein Glas einschenken. Er könne das brauchen, damit ihm nicht schlecht werde bei der Prozedur. Er kippte das Glas hinunter und sagte: ›Das tut gut!‹

Gegen Mittag war mein Vater wieder da. Er sah etwas blass aus. Nicht so gut durchblutet wie sonst. Von meiner Mutter ließ er sich noch ein Glas Schnaps einschenken, das er mit einem Zug leerte. Danach leuchtete sein Gesicht wieder rötlich wie immer.

›Es ist alles glatt gegangen‹, sagte er. ›Ich habe die serbischen Gefangenen des Lagers im Karree um den Galgen antreten lassen, zur Abschreckung. Der Delinquent stieg ohne Zögern aufs Gerüst. Er entschuldigte sich bei seinen Landsleuten für die Schande, die er ihnen angetan habe. Eine noble Geste, meine ich. Dann legte ihm der Feldwebel die Schlinge um den Hals. Ich gab das Zeichen, die Falltüre zu öffnen. Der Mann gab nach einer halben Minute kein Lebenszeichen mehr von sich.

Ein Verbrechen hat seine Sühne gefunden‹, sagte mein Vater mit einer gewissen Feierlichkeit. Dann setzte er sich an den Mittagstisch, den meine Mutter bereits vorbereitet hatte.

»Eine grausige Geschichte«, meinte Paula. »Immerhin hat der Serbe ja ein Verbrechen begangen, wenn auch kein todeswürdiges. Aber wie viele Menschen sind damals getötet worden, obwohl sie unschuldig waren, völlig unschuldig! Da scheint mir der Tod des Serben nicht so schwer zu wiegen.«

»Du magst ja recht haben«, erwiderte Michael. »Aber was mich völlig irritiert hat, damals als Kind, das waren die zwei Gläser Schnaps, die mein Vater getrunken hat, um die Hinrichtung des Serben besser zu verdauen. Mein Vater in der Offiziersuniform mit dem Schnapsglas in der Hand, dieses Bild kann ich bis heute nicht aus dem Kopf bringen und empfinde immer noch ein leichtes Grauen dabei.

Und damals, damals ist mein Vater ein gutes Stück abgerückt von mir und diesen Abstand konnte ich nie mehr überbrücken.«

»Ja«, sagte Paula, »irgendwann und irgendwie reißt diese Kluft auf und keiner weiß, wie man sie zuschüttet.«

V

Bei der ersten Tasse saß Michael Gantner noch korrekt, den Teetisch vor sich. Dann drehte er seinen Stuhl seitwärts, schlug die Beine übereinander und blickte hinüber zur Wand, wo das Bild eines abstrakten Malers graue Nebel aus einem schwarzen Urgrund aufsteigen ließ. Seine Frau hätte ihm diese Eigenart durchgehen lassen, wenn er den Kopf wenigstens beim Reden ihr zugewandt hätte. Aber er meinte, der graue Nebel rege sein Erinnerungsvermögen an.

»Dann kann ich dich aber nicht verstehen«, sagte Paula.

»Nur weil du dein Hörgerät im Nachtkästchen stecken hast, statt in den Ohren, soll ich meinen Hals verrenken«, raunzte Michael zurück.

»Ich brauche kein Hörgerät, wenn du mich ansprichst wie es sich gehört, auch nicht die Satzenden in dich hineinschluckst, als müsstest du sie in dir verbergen. Rede doch frank und frei, mir entgegen und nicht in den Nebel, der dich nicht hört.«

»Es ist mir halt nicht alles auf Anhieb klar«, gab Michael zu bedenken. »Vieles muss erst beim Reden Gestalt annehmen. Mit frank und frei und hellem Trompetenton geht das nicht. Aber wenn dein Redefluss nicht stockt, liebe Paula, dann bin ich ganz Ohr. Du kannst direkt in mein rechtes sprechen, und das ist ohnehin mein bestes.«

Paula zögerte eine Weile, ob sie nun beleidigt schweigen oder die Chance nützen sollte, heute das Wort zu ergreifen. Es dauerte drei Minuten, dann begnügte sie sich mit dem Ohr, das ihr zugewandt blieb.

»Hast du es nicht auch sehr merkwürdig gefunden«, sagte sie, »wie sich Konrad gestern Nachmittag bei uns verhielt? Er begann, plötzlich und ohne Anlass zu heulen und nach seiner Mama zu rufen. Ich konnte ihn nicht trösten. Die Mama hole ihn doch morgen wieder ab. Er sei doch schon so oft bei uns gewesen. Wir hätten ihn genauso lieb wie seine Mama. Wir würden jetzt mit ihm Schwarzer Peter spielen. Solchen Zuspruch nahm er gar nicht auf. Er war in Panik, als hätte ihm jemand den Boden weggezogen, auf dem er gestanden hatte.

Ich kann mich da ja hineinversetzen. Als Kind hab' ich genauso an panikartigen Anfällen von Heimweh gelitten. Als meine Mutter erkrankte, hat man mich mit drei Jahren zu einer Tante gebracht. Ich bin drei Tage lang in der Ecke gesessen, habe geheult und keinen Bissen gegessen.«

»Wie eine Hauskatze, die man in die Fremde gibt«, fiel Michael ein. »Ich hab' ja immer schon gesagt, dass du etwas Animalisches an dir hast, was übrigens nicht ohne Reiz ist.«

»Wenn du nur deine Scherze machen kannst! Mir hat diese Veranlagung ein Leben lang zu schaffen gemacht. Mit 18 Jahren sollte ich ein Praktikum in einer fremden Stadt machen. Ich bin am dritten Tag davongelaufen, weil mich die Heimwehpanik packte.«

»Dass du dann nicht nach unserer Hochzeit davongelaufen bist, schnurstracks zu deinen Eltern zurück, erstaunt mich.«

»Du warst eben meine neue Heimat, gegen die die alte nicht ankam. Aber sooft wir in Urlaub fuhren, wohin auch immer, kam das Gefühl der Heimatlosigkeit wieder. Unser Auto rollte aus der Garage und die Angst kroch in mir hoch. Ich kämpfte vergebens gegen eine lähmende Schwere. Die ersten Urlaubstage musste ich verloren geben, bis ich in der neuen Umgebung Sicherheit gewonnen hatte, bis sie zur Gewohnheit geworden war.«

»Ich erinnere mich sehr wohl an deine Urlaubsdepressionen«, sagte Michael. »Ich hab' sie zunächst nicht begriffen und immer nach anderen Ursachen gesucht. Hatte ich das falsche Hotel gewählt oder war die Gegend nicht freundlich, nicht lieblich genug? Hatte ich irgendetwas Unpassendes gesagt, eine zu hohe Dosis Ironie zugemutet? Die Psychologen haben uns ja beigebracht, nach den Ursachen seelischer Verstimmtheit in der Umwelt zu suchen. Wir kommen als unbeschriebenes Blatt auf die Welt und die Umwelt beschreibt das Blatt, falsch oder richtig, harmonisch oder atonal. Aber dass wir alle auch Belastungen mitbringen, die wir akzeptieren, und mit denen wir umzugehen lernen müssen, das sagen sie uns nicht. Und so hast du mir auch nichts erzählt von deiner Katzenpanik, ja sie dir nicht einmal selbst eingestanden. Und es wäre doch alles so viel leichter gewesen, wenn wir eine Veranlagung dingfest gemacht hätten, an der niemand Schuld trägt.«

»Ja, was ist Veranlagung und was nicht?« Paula zog das Gespräch wieder an sich. »Philipp hatte kein Heimweh. Schon als Dreijähriger stieg er in das Auto seines Opas, ohne sich nach uns umzusehen, und fuhr davon.

Aber seine Unruhe, seine furchtbare Unruhe, die hatte er in sich von Anfang an. Keine Minute ohne Zappeln, Schreien, Krabbeln, Rennen, ohne Aufstand, Umsturz, Revolte. Die Schule mit ihrem Lernzwang, ein Martyrium für ihn, ein Martyrium für mich. Sein Zimmer, du weißt es, war über unserem Wohnzimmer. Er sollte lernen. Irgendeine Klassenarbeit war für den nächsten Tag angesagt. Zehn Minuten ist Ruhe. Dann geht die Türe. Er kommt herunter, geht in die Küche. Er lässt den Wasserhahn laufen. Offenbar hat er Durst. Dann ist er wieder oben, gibt zehn Minuten Ruhe. Wieder geht die Türe. Er fragt mich nach einem Bleistiftspitzer, seinen hat er verlegt. So geht das weiter. Das Tempo erhöht sich. Es ist nur noch fünf Minuten Ruhe bis ich wieder seine Schritte höre, bis wieder die Türe aufgeht. Ich stelle ihn zur Rede, sage er müsse sich einfach zwingen, auf seinem Stuhl sitzen zu bleiben, sich zu konzentrieren. Er sagt, das gehe mich einen Dreck an. Wir schreien uns an. Er rennt davon, schlägt die Haustüre zu, jagt bis zum Abend dem Ball auf dem Fußballplatz nach. Am nächsten Tag sind seine Leistungen mangelhaft.

Die Quälerei steigerte sich ins Riesenhafte, als die ersten Hausaufsätze zu schreiben waren. Acht Seiten über ein Thema, das fordert wenigstens drei bis vier Nachmittage volle Konzentration. Drei Wochen sind bis zur Abgabe eingeräumt. Nach einer Woche hat Philipp fünf Zeilen niedergeschrieben, nach zwei Wochen zehn und einen Tag vor Abgabe bestenfalls eine Seite. Es bleiben der Abend und die Nacht. Da hab' ich dich angefleht und du hast schließlich mir zuliebe die Nacht geopfert und etwas zusammengestoppelt, das der Lehrer befriedigend fand. Heute würden die Ärzte sagen, der Bub leidet an einer krankhaften Hyperaktivität und muss durch Pillen ruhiger gestellt werden. Ich hab' immer wieder nachgegrübelt, was ich denn falsch mache, ob die Schuld nicht doch bei mir liegt, ob vielleicht der jagdfreudige Psychoanalytiker nur der Falsche war. Aber ich konnte doch nicht noch einmal drei Jahre in meinen Träumen herumstochern. Hätten wir uns gesagt, der Bub ist so veranlagt, machen wir das Beste daraus, lassen wir ihn rennen. Er wird später ruhiger werden und dann muss er eben Manches nachholen, was er in seiner Kindheit nicht lernen konnte. Wir hätten ihm und uns verdammt viel erspart.«

»Eigentlich wollten wir doch nicht über Philipp reden beim Nachmittagstee«, wandte Michael wieder einmal ein, nachdem er merkte, dass Paula erregt war und eine längere Atempause benötigte. »Ich hatte als Kind keine Unruhe in mir. Mein Vater sagte, ich sei faul, meine Mutter, ich sei verträumt. Oft wurde meine Anwesenheit einfach vergessen, weil ich stundenlang stumm in einer Ecke kauerte und mit einer handvoll Zinnsoldaten spielte. Als ich mich einmal laut räusperte, weil ich Staub geschluckt hatte, erschrak meine Mutter so sehr, dass sie eine Tasse fallen ließ. Sie hatte nicht mit einem Lebenszeichen von mir gerechnet.

In der Schule habe ich es nie verstanden, dass andere Schüler etwas sagen wollten, dass sie sich zu Wort meldeten, indem sie den rechten Arm hochhielten und mit den Fingern schnalzten, damit man sie ja nicht übersah. Ich habe mich in der ganzen Schulzeit nicht ein einziges Mal gemeldet. Nicht dass ich nie etwas gewusst hätte. Aber ich hatte nicht das geringste Bedürfnis, mein Wissen mitzuteilen. Die meisten Lehrer hielten mich daher für dumm, zumindest unterstellten sie mir die Trägheit eines satten Krokodils.

Eine gewisse Wende trat am Ende der ersten Gymnasialklasse im Sommer 1940 ein. Bei der Abschlussfeier sollte ein Erstklässler ein Gedicht rezitieren. Der Deutschlehrer hatte zu Herzen gehende Verse von Arno Holz ausgesucht. ›So einer war auch er.‹ Es ging um ein Mütterlein, das eine Kompanie Soldaten vorbeiziehen sieht und darunter einen Jüngling entdeckt, der ihrem gefallenen Sohn ähnlich sieht. ›So einer war auch er‹, flüsterte sie da unter Tränen. Der Deutschlehrer suchte den besten Rezitator. Jeder Schüler musste das Gedicht vortragen. 38 mal ›So einer war auch er.‹ Ich kam als Sechsunddreißigster an die Reihe und erzählte die Geschichte neu, als wäre sie mir eben eingefallen. Mein Nebensitzer sagte mir danach, er hätte eine Gänsehaut bekommen vor Erschütterung. Der Lehrer fragte die Klasse, ob jemand meine, er hätte besser vorgetragen als ich. Es meldete sich niemand. Es waren noch vier Wochen bis zur Abschlussfeier. Jeden Morgen musste ich vor die Klasse treten und flüstern ›So einer war auch er‹, damit ich auch sicher nicht stecken blieb.

Bei der Abschlussfeier stand ich dann auf der Bühne des Stadttheaters. Vor mir sah ich eine Unzahl von Müttern und ich spürte, dass ich sie rührte. Als ich endete, war außer Beifall auch mannigfaches Schluchzen zu vernehmen.

Alle lobten mich. Nur der Fähnleinführer im Jungvolk meinte, ich hätte zwar gut vorgetragen, das Gedicht sei aber schlecht ausgewählt gewesen. Es gelte doch jetzt, den Siegeswillen zu stärken und nicht in Trauer zu verharren.

Der Deutschlehrer hielt mich nicht mehr für ein sattes Krokodil, sondern verglich mich mit Moltke, den man den großen Schweiger genannt habe. Leider wurde er kurz nach diesem Ausspruch, dem sich keiner seiner Kollegen anschloss, zum Militär eingezogen. Ein viertel Jahr später zeigte seine Frau in ›stolzer Trauer‹ an, dass er gefallen war. ›So einer war auch er‹ habe ich seitdem nie mehr vorgetragen.«

»Nun ja, du großer Schweiger«, sagte Paula, »dafür rezitierst du jetzt Mörike, den großen Weltschmerz.

›Lass, oh Welt, oh lass mich sein. Locket nicht mit Liebesgaben. Lass dies Herz alleine haben, seine Wonne, seine Pein!‹

Es ist Zeit, dass du ihn wieder bebrütest. Die Uhr schlägt halb Sechs.«

VI

Michael träumte, er sei in seine Anwaltskanzlei gegangen, aus der er sich längst zurückgezogen hatte. Da er keinen Schlüssel mehr besaß, musste er an der Türe läuten. Die Glocke klingelte eine Melodie aus der Zauberflöte. Lächerliche Spielerei, dachte er. So etwas hätte ich nie geduldet. Es öffnete eine junge Angestellte, die er nicht kannte. Immerhin konnte sie mit seinem Namen etwas anfangen. »Ich weiß, wer Sie sind«, sagte sie. »Ich habe Ihren Namen in alten Akten gelesen. Wollen Sie Herrn Dr. Wendelin sprechen?«
»Den brauche ich nicht«, sagte Michael. »Ich möchte mein altes Zimmer wieder. Und zwar so, wie ich es verlassen habe.«
Die Angestellte sah ihn an wie einen Kranken, den es zu beruhigen galt. »Das geht leider nicht«, sagte sie leise und gütig. »Dort sitzt Dr. Wendelin. Aber ich kann Sie unterbringen. Ich hab' ein hübsches Kämmerchen für Sie.« Sie öffnete die Tür zu einem Raum, den sie früher als Aktenablage benutzt hatten. Er besaß nur ein kleines Fenster zum Hinterhof und lag auch jetzt am späten Vormittag in einem dämmrigen Halbdunkel. Dennoch konnte er seinen alten Mahagonischreibtisch erkennen, der mitten in der Kammer auf drei Beinen stand. Das vierte hatte jemand abgeschlagen. Vor dem Schreibtisch wartete ein Thonet-Stuhl mit geflochtenem Sitz. Das Geflecht war an mehreren Stellen gerissen.
»Sie können sich ruhig setzen«, sagte die Angestellte. »Das Geflecht hält Sie aus. Sie sind ja nicht schwer.«
»Ich brauche Akten«, sagte Michael. »Bringen Sie mir Akten.« Die Angestellte verließ den Raum. Auf dem Schreibtisch stand ein schwarzes Telefon. Es war ein altes Modell mit einer Gabel, auf der der Hörer lag. Michael hob ihn ab. Es kam kein Ton. Offenbar war das Telefon nicht angeschlossen.
Dann klopfte es an der Tür. Dreimal. Obwohl er nicht ›Her-

ein‹ gerufen hatte, öffnete sich die Tür. Ein junger Mann trat ein mit löchrigen blass-blauen Jeans, einem ausgeleierten schwarzen Pullover und einem schwarz-weißen Palästinensertuch um den Hals, wie es Arafat auf dem Kopf getragen hatte.

Als Michael dem Eindringling ins Gesicht sah, wusste er, dass es sein Sohn war, obwohl er es nicht sein konnte, da er ja heute wie ein 45-Jähriger aussehen musste.

»Glanzvoll sieht dein Büro nicht aus«, sagte Philipp. »Offenbar meiden dich die Mandanten. Du bist ja auch alt geworden. Alter ist nichts mehr wert. Aber dann hast du jetzt wenigstens Zeit, Zeit auch für mich. Ich hätte dich gern als Verteidiger. Nimmst du das Mandat an?«

»Das kommt darauf an«, sagte Michael. »Was wirft man dir denn vor?«

»Einmal, dass ich Freude äußerte, als das RAF-Kommando den Bank-Chef Jürgen Ponto erschoss. Zum andern, dass ich in Wackersdorf Krallen vor Polizeiautos warf und dadurch staatseigene Reifen beschädigte.«

»Du bist immer noch der Alte«, stellte Michael fest. »Du willst mich provozieren. ›Wer sich über einen Mord freut, ist selbst ein Mörder.‹ Das habe ich damals zu dir gesagt. Ich leugne es nicht. Es ist ja auch richtig, was die innere Einstellung anlangt. Und du hattest mich mit deinem Jubel über den Tod eines ›Bosses der Bankmafia‹, wie du dich auszudrücken beliebtest, bis zur Weißglut gereizt. Ich hätte dich deswegen nicht rauswerfen sollen. Dies war eine übertriebene Reaktion. Heute würde ich sagen, einem 19-Jährigen sollte der Vater Unreife und mangelnde Einsicht nachsehen.

Das mit den Reifen an den Polizeifahrzeugen war eine Kinderei. Genützt hast du damit niemand, auch nicht der Anti-Atombewegung. Mit Kindereien gebe ich mich nicht ab.«

Philipp hatte sich das schweigend und mit ausdruckslosem Gesicht angehört. Dann sagte er wie beiläufig: »Ich wusste, dass du meine Verteidigung nicht übernimmst! Du wägst ab, hast für manches Verständnis, aber du machst nie meine zu deiner Sache. Du willst nicht für mich kämpfen!«

Philipp wurde blasser und blasser, bis er sich nicht mehr von der weißen Wand abhob, und Michael ihn nicht mehr sehen konnte.

Michael erinnerte sich selten an seine Träume. Aber dieser war ihm in allen Einzelheiten gegenwärtig, obwohl er ihn lieber vergessen hätte. Auf keinen Fall wollte er ihn Paula erzählen. Überhaupt wollte er heute nicht erzählen. Beim Frühstück pries er Paula das schöne Wetter und schlug vor, hinauszufahren zum See und dort einen größeren Spaziergang zu machen.

Sie gingen schweigend nebeneinander her bis sie eine baumfreie Ausbuchtung erreichten, an der sich die Enten zu sammeln pflegten. Wenn Spaziergänger am Ufer standen, drängten die Enten in ihre Nähe, um gefüttert zu werden.

»Wir hätten Brot mitnehmen sollen«, sagte Paula. »Jetzt müssen wir die Enten enttäuschen.«

»Enttäuschung ist besser als Bauchweh«, meinte Michael. »Das viele Brot bekommt ihnen nicht. Das jedenfalls versichern die Zoologen. Es ist ja auch nicht Mitleid, was die Spaziergänger bewegt, ihr Brot mit den Enten zu teilen. Sie wollen ihr Spiel mit den Tieren treiben. Man wirft den Brocken mitten hinein und die Tiere streiten sich darum. Man wirft ihn ein paar Meter in den See hinaus, und die Tiere schwimmen um die Wette oder versuchen sogar ein Stück zu fliegen. Es genügt ein wenig Brot und mäßiges Wurfgeschick, um die Tiere zu dirigieren, Macht über sie auszuüben, und das macht Spaß, nicht nur den Erwachsenen, nein besonders den Kindern.

Essen wird immer mit Machtspielen verbunden. In unserer Kindheit hatten die Eltern die absolute Tischherrschaft. Was auf den Tisch kam, musste gegessen werden. Ich erinnere mich an die schrecklichen Freitage, an denen es immer Fisch gab. Ich konnte Fisch als Kind nicht riechen. Er roch – jedenfalls für mich – nach Urin und Urin wollte ich nicht schlucken. Ich würgte, wurde bleich, war nahe am Erbrechen. Es half nichts. Ich musste den Teller leer essen, wenn nicht, bekam ich ihn am Abend noch einmal aufgewärmt. Ich weiß nicht, was meine Eltern zu solcher Tyrannei bewog, eherne Erziehungsgrundsätze, Rechthaberei, Sadismus?

Heute haben die Kinder die Tischherrschaft erobert und sie sind nicht weniger tyrannisch. Unsere Tochter nähert sich ihren Kindern mit der untertänigen Frage, was sie denn essen mögen.

Meist wollen sie Pommes mit Ketchup oder Spagetti mit Tomatensauce. Im Namen der Gesundheit will die Mutter den Kindern zuweilen Gemüse schmackhaft machen. Dafür gibt es Pudding zum Nachtisch, sagt sie. ›Ich will den Pudding vorher‹, sagt Konrad, ›sonst esse ich kein Gemüse.‹

›Nachtisch kommt zuletzt, wie der Name sagt.‹

›Das ist mir gleich. Ich esse den Pudding vorher.‹ Konrad isst Pudding vorher. Dann klopft er sich auf den Bauch, meint, der sei voll und für Gemüse kein Platz mehr. Nein, keinen Bissen bringe er mehr hinunter. Die Mutter hat gelernt, dass man Kinder nie zum Essen zwingen darf. Also kapituliert sie.

Ob Eltern mit Kindern jemals ohne Machtkämpfe umgehen können? Keine Herrschaft mehr von Menschen über Menschen, haben die 68er gepredigt, und unser Philipp hat es ihnen nachgesagt.«

»Schön wär's«, warf Paula ein. »Aber das klappt ja nicht einmal unter Eheleuten. Du tyrannisierst mich nicht nur am Freitag.«

»Und du mich die ganze Woche.« Michael lachte, hob seine Frau hoch und drehte sie im Kreise, ganz nahe am Ufer, so dass ihre Beine über das Wasser flogen und die Enten erschreckt auseinanderstoben.

VII

Wenn der Wind von Südwesten kam, roch Paula die Abluft der Reinigung, die 500 m entfernt lag. Michael sagte, sie bilde sich das ein. Aber Paula ließ sich nicht beirren und meinte, Männer hätten zwar große Nasen, aber einen unterentwickelten Geruchsinn. Sie jedenfalls spürte den scharfen, leicht süßlichen Geruch von Chemikalien in ihrer kleinen Nase. Der Reiz drang in ihre Gehirnzellen und weckte Erinnerungen. Sie konnte das nicht verhindern, so sehr sie sich auch bemühte, Aufgewecktes wieder einzuschläfern. Sie sah die großen schwarzen Wasserwerfer an dem hohen Maschendrahtzaun entlangfahren und die gebündelte Kraft des Wassers gegen die Demonstranten schleudern, die sich am Zaun zu schaffen machten. Unvermutet, in unregelmäßigen Abständen sprühten sie über den Zaun hinweg auf Sympathisanten, die in respektvoller Entfernung promenierten. Dann prasselte der Strahl auch in den kleinen dürren Fichtenwald, in dem viele vergebens Schutz suchten. Dem Wasser war Tränengas beigemischt. Der Geruch der Chemikalien, dieser aufdringliche, leicht süßliche Geruch, hing über dem riesigen Baugelände, durchsetzte den Rasen, die Nadeln der Bäume, hing in den Kleidern der Menschen. Kein anderer Geruch kam mehr dagegen auf.

Paula hatte Michael gedrängt, nach Wackersdorf zu fahren. Philipp habe sie von dort angerufen. Es war das erste Lebenszeichen seit langem. Seine Stimme klang, als sei er stolz auf sich, als spüle die Begeisterung alle Barrieren beiseite, die sich zwischen ihm und seinen Eltern aufgetürmt hatten.

»Wir kämpfen an vorderster Front«, sagte er. »Der Zaun kann nicht mehr lange standhalten. Das Baugelände wird zum Schlachtfeld. Die Schlacht des Volkes gegen die Atomindustrie! Das können sie nicht durchstehen. Die brauchen das Volk als

Kunden. Und wir, wir zeigen ihnen, was das Volk will, nicht mit Geschwätz, nein mit Gewalt, eine Sprache, die sie verstehen.
Wir erzwingen die große Wende, das Ende des Atomzeitalters. Da muss man dabei gewesen sein! Das musst du gesehen haben!«
»Wer sind wir?« fragte Paula. »Du sprichst immer von wir. Mit welcher Gruppe kämpfst du? Wo bist du dabei?«
Philipp wich aus. »Das ist gleichgültig«, sagte er. »Wir sind ein großes Bündnis über alle Gruppen hinweg. Aber meine Freunde sind an vorderster Front und nicht bei den Angsthasen in der Etappe.«
Michael wollte nicht nach Wackersdorf. »Was sollen wir dort«, meinte er. »Die spielen wieder die Helden, um sich groß zu fühlen. Große Wende, dass ich nicht lache! Entweder die Sache rechnet sich, dann wird sich die Industrie davon nicht abhalten lassen. Oder sie rechnet sich nicht, dann endet sie auch ohne schwarz vermummte Schläger.

Im Übrigen bin ich Anwalt und habe meine Mandanten in der Wirtschaft, und du profitierst davon. Soll ich mich unter die Schläger mischen?«
Paula sah das ganz anders. Philipp hatte die Hand ausgestreckt und sie wollte sie ergreifen, gleichgültig was er tat, wo er war und ob er Recht hatte oder Unrecht.
Das sagte sie Michael, und dass sie allein fahren würde, wenn er in Deckung bleiben wollte. Sie wusste, er würde sie nicht allein lassen, wenn sie sich in Gefahr begab. Und so saß er am Steuer, als sie nach Wackersdorf fuhren.
Philipp wartete im Dorf auf sie. Er hatte enge schwarze Jeans an, einen schwarzen Pullover, dessen Ärmel am Ellbogen durchgewetzt waren und eine schwarze Wollmütze auf dem Kopf.
»Du siehst schlecht aus«, sagte Paula. Sie war erschrocken über das bleiche hagere Gesicht, die eingefallenen Backen mit den tiefen Falten, die schwarzen Ringe unter den Augen.
Philipp ärgerte sich. »Weißt du sonst nichts zu bemerken?«, knurrte er. »Ich bin hier nicht in der Sommerfrische. Tränengas ist kein Schönheitsmittel und Schlaf gibt's wenig. Die Nacht ist die beste Zeit, um zu kämpfen.«

Sie stellten das Auto auf einem großen Feld etwa einem Kilometer vor dem Baugelände ab. Hunderte von Autos standen dort und ein dichter Menschenstrom wanderte dem Schlachtfeld entgegen. Demonstranten, Schaulustige, Sympathisanten und hin und wieder ein schwarzer Krieger. In einer Waldlichtung hielten die meisten Menschen vor einem hölzernen Kruzifix. Viele deuteten mit den Fingern darauf. Sie hatten es schon in der Zeitung gesehen. Ein Geistlicher hielt dort regelmäßig Andachten ab und betete um göttlichen Beistand gegen die Atomindustrie. Jetzt betete niemand.

Als sie den Zaun erreicht hatten, kehrte gerade ein Trupp Polizisten in das Gehege zurück. Sie wirkten unförmig in ihren gepolsterten Anzügen mit den geschlossenen Helmen auf dem Kopf und den Schutzschildern am Arm, als kämen sie aus einer anderen Zeit oder von einem anderen Stern.

»Von Zeit zu Zeit machen sie Ausfälle aus ihrem Gehege«, sagte Philipp. »Dann vertreiben sie die Belagerer, die den Zaun durchlöchern wollen, mit dem Schlagstock. Wenn sie sich wehren, schnappen sie sich den einen oder anderen und zerren ihn mit sich in ihre Festung. Das geht nicht ohne Prügel ab. Darum musst du schneller sein als die Marsmenschen. Nichts wie weg, wenn sie aus der Festung stürmen. Und wenn sie sich wieder zurückziehen hinter den Zaun, schwappt auch die Welle der Belagerer zurück. Einmal werden sie schon mürbe werden. Wir haben immer mehr Zulauf aus der Bevölkerung. Die kämpfen zwar nicht am Zaun, aber sie geben uns Rückhalt, zeigen ihre Sympathie.«

Philipp sprach mit dem Stolz dessen, der glaubt etwas Großes zu bewegen. Sie standen jetzt nur drei Meter vom Zaun entfernt und Philipp hatte in seiner Begeisterung den schwarzen Koloss des Wasserwerfers erst gesehen, als er noch zehn Meter entfernt war und hinter dem Zaun heranrollte. »Achtung Wasserwerfer«, rief er. »Lauft dem Wald zu!« Er selbst ging gemächlich, als hätte er es nicht nötig, der Gefahr auszuweichen. Auch Michael und Paula blieben auf halbem Weg zum Wald stehen, um den Wasserwerfer zu beobachten, der eine Gruppe von Belagerern unter Beschuss nahm, eine Gruppe, die zum Zaun zurückgekehrt war und ihn mit Drahtscheren bearbeitete. Der Strahl traf die Belagerer mit voller Wucht. Sie duckten sich, drehten ihre Gesichter weg, zogen Tücher über den Kopf, blieben aber am Zaun. Plötzlich schien der Werfer das Interesse an ihnen verloren zu haben, rollte weiter und drehte seine Wasserkanone in Richtung auf den kleinen Fichtenwald.

Paula begann zu laufen, aber die nasse Faust holte sie ein, schlug sie in den Rücken, dass sie vornüber fiel, trommelte auf ihren Kopf, als sie am Boden lag und ließ sie zurück in einer Wolke aus giftigem Dampf. Es war Nacht um sie. Sie brachte die Augen nicht auf. Und wenn sie sich anstrengte, die Lider ein wenig zu heben, stach das Licht mit Nadeln in die Pupille. Sie wagte kaum zu atmen. Dennoch drang der Dampf in sie ein. Übelkeit würgte sie. Sie erbrach sich und lag neben dem Erbrochenen, weil sie nicht die Kraft fand aufzustehen.

Dann berührte sie eine Hand, strich behutsam über ihr Haar, hob ihren Kopf ein wenig an, während die andere Hand aus einer Feldflasche Wasser über ihre Augen goss.

»Mama«, sagte die Stimme, die dieses Wort seit Jahren nicht mehr gebraucht hatte. »Die haben dich voll erwischt, die Schweine! Drüben im Wald haben wir eine Sanitätsbaracke. Ich trage dich rüber, wenn du noch nicht gehen kannst.«

Sie konnte gehen. Den Arm über die Schulter ihres Sohnes gelegt, stolperte sie dem Wäldchen zu. Michael wartete dort auf sie. Er blinzelte erstaunt aus geröteten Augen auf das umschlungene Paar.

»Mutter und Sohn auf dem Schlachtfeld, welche Idylle«, sagte er, was ihm Paula noch nach Jahren übel nahm.

In der Sanitätsbaracke roch es nach Tränengas und Erbrochenem. Ein langer Dürrer mit schwarzem Zottelbart und einer Rot-Kreuz-Binde um den Arm begrüßte sie: »Hallo Oma, ham's di' g'waschen?« Paula sagte kein Wort. »Willst deine nassen Klamotten auszieh'n?« Paula schwieg wieder. Sie ließ sich die Augen noch einmal gründlich auswaschen von dem Bärtigen und nahm einen Schluck Tee aus seiner Thermosflasche, von der sie bemerkte, dass sie nicht sauber gespült war.

Dann wollte sie zurück zum Auto, wo sie einen Mantel und eine Strickjacke zurückgelassen hatte. Sie legte wieder den Arm um die Schulter ihres Sohnes, während Michael in einem gewissen Abstand daneben lief. Auf der Heimfahrt bemerkte Michael, er habe es doch gleich gesagt, es sei sinnlos nach Wackersdorf zu fahren. »Was hat es uns gebracht? Nasse Kleider, entzündete Augen und Übelkeit.«

»Mir hat es viel gebracht«, erwiderte Paula und schwieg dann hartnäckig bis nach Hause.

Wenn der Südwestwind den süßlichen Geruch aus der Reinigung brachte, kam ihr am häufigsten das Bild in Erinnerung, auf dem sie am Boden lag, Brand in den Augen und das Erbrochene neben sich. Dann spürte sie die Hand ihres Sohnes, die ihr über das Haar strich und ihren Kopf anhob, um ihr Wasser zu geben.

VIII

Liebt nun Konrad seinen kleinen Bruder oder hasst er ihn?«, fragte Paula Michael während der Teestunde, und der war sich nicht sicher, ob sie eine Antwort erwartete. So schwieg er und ließ ihr Zeit zu erzählen. »Ich habe die beiden gestern im Garten beobachtet. Sie konnten mich nicht sehen, denn ich stand hinter dem Vorhang. Konrad baute mit kleinen, abgebrochenen Zweigen eine Garage für seine Spielautos und Ralph trug ihm mit Eifer das Baumaterial zu. Es gab keinen Streit, keine Auseinandersetzung, kein heftiges Wort. Plötzlich umklammerte Konrad seinen Bruder und krallte mit der rechten Hand in sein Gesicht. Ebenso schnell ließ er von ihm ab und baute weiter, als sei nichts gewesen. Ralph brüllte aus Leibeskräften und lief zum Haus. Ich ging hinaus, um ihn zu trösten. Seine linke Backe war stark gerötet und zeigte leicht blutende Kratzspuren.

Ich stellte Konrad zur Rede. Warum er seinem Bruder so wehgetan hat, wollte ich wissen. Er zuckte mit den Achseln und schwieg.

Heute früh beobachtete ich eine ähnliche Szene. Konrad und Ralph spielten Schwerterkampf, wie sie es in Ritterbüchern gesehen hatten. Jeder hielt einen Stecken als Schwert. Sie waren übereingekommen, nur auf den Stecken des anderen zu schlagen, nie auf dessen Körper. Das hatte ihnen ihre Mutter eingerichtert. Plötzlich aber hielt sich Konrad nicht an die Spielregel. Er nutzte eine Deckungslücke des kleinen Bruders und schlug ihm ins Gesicht, quer über die Nase, die heftig zu bluten begann. Geschrei, Tröstungen für den Verletzten, Reinigung der Blutflecke auf Hemd und Hose und daneben der finster blickende, ein wenig verwirrte Schläger. Warum er das getan hat, fragte ich ihn. ›Ich weiß es nicht‹, sagte er dieses Mal. Er war bereit sich zu entschuldigen. Aber man sah seinem Lippenbekenntnis an, dass ihm der Vorfall nicht wirklich leid tat.«

»Die Eifersucht des entthronten Erstgeborenen«, bemerkte Michael. »Die kriegt der Zweite zu spüren. Das war von Anfang an zu beobachten, das Buhlen um die Gunst der Mutter. Der neue Säugling ist hautnah im Vorteil. Brüderlich wird da nicht geteilt.

Überhaupt dieser verlogene Mythos von der Brüderlichkeit. Als ob Brüder selbstlos Hand in Hand wandelten. Freiheit, Gleichheit, Brüderlichkeit! Welche Realitätsferne!

Die ersten Brüder waren Kain und Abel. Kain erhob sich gegen seinen Bruder und schlug ihn tot, lesen wir in der Bibel. Das muss ja nicht immer sein. Aber eins über die Nase entspricht dem Durchschnitt an Brüderlichkeit.

Mein älterer Bruder hatte eine bewährte Foltermethode, mit der er mich traktierte. Wenn ich seine Vormacht durch Vorwitz gefährdete, verfolgte er mich durch die ganze Wohnung. Ich versuchte ihm durch Schnelligkeit und raffinierten Hakenschlag zu entkommen. Erwischte er mich, war ich seiner Größe und Stärke ausgeliefert. Er warf mich zu Boden, breitete meine Arme aus und kniete sich auf meine Oberarmmuskeln. Auf denen walkte er mit seinen Knien hin und her und genoss den Ausblick auf mein schmerzverzerrtes Gesicht. Brüderliche Lust am Foltern.

Wie das zwischen Schwestern zugeht, weiß ich nicht. Wahrscheinlich weniger schlagkräftig, dafür spitzzüngig und hinterhältig, üble Nachrede und nach außen: Süßholzgeraspel.

Eine Schwester zwischen zwei Brüdern, diese Konstellation wiederum ist mir geläufig. Zeigt das Mädchen Ansätze von Charakter, verbündet es sich dauerhaft mit einem der Knaben, ihrem erklärten Liebling. Der andere muss sich dann einem feindseligen Pärchen stellen. Die Schwester heckt aus und stiftet an, der Bruder attackiert. Ist die Schwester charakterschwach, wechselt sie häufig die Fronten, je nach Vorteilslage. Die Brüder sind zu tumb, um sich zu verbinden. Sie lassen sich ausspielen, selbst dann, wenn sie die Schwester beide an den Vater verrät, von dem sie allemal die größten Vorteile erschmeicheln kann.«

»Du lässt ja an den Frauen wieder einmal kein gutes Haar«, warf Paula ein. »Dabei hab' ich dir doch von Konrads Heimtücke berichtet und der ist eindeutig männlich.

Übrigens hat unser Philipp gegenüber seiner wesentlich jüngeren Schwester noch eine besondere Form der ›Geschwisterliebe‹ gezeigt. Er benützte sie als Erpressungsmittel gegenüber den Eltern. ›Wenn ich nicht fernsehen darf, weck ich Silvia aus dem Mittagsschlaf, zieh' ich ihr die Decke weg, zwick' ich sie in die Backen‹ und so fort.«

»Ich erinnere mich«, sagte Michael. »Aber später kam es noch viel schlimmer, und du wirst auch das nicht vergessen haben. Der 14-Jährigen erzählte Philipp, es sei ja nun höchste Zeit, dass sie ihre Jungfräulichkeit ablege. In der Wohngemeinschaft, in die er inzwischen gezogen war, wohne auch eine 14-Jährige. Die schlafe jede Woche mit einem anderen. Das sei keine zimperliche Ziege wie sie, sondern eine gestandene Frau, die sich von keinem verklemmten Erwachsenen etwas sagen lasse. Denn: ›Vögeln macht frei.‹

Das war herrschende Lehre unter den Aussteigern. Das fanden sie originell. Vögeln wie Körperpflege, wie Zähneputzen, verhindert Stauungen, Blähungen, Nervosität, Neurosen und schlechte Träume. Seitdem blühen die Neurosen im Lande wie nie zuvor und die Psychogurus haben Hochkonjunktur.

Eine jahrhundertealte Liebeskultur haben diese wohlstandsgeschädigten Pseudo-Revoluzzer totgetrampelt. Weg mit dem bürgerlichen Scheiß! Komm' zur Sache, Schätzchen! Auf zum One-Night-Stand!

Welche seelische Armut, welcher Grobianismus nach jahrhundertelanger Verfeinerung. Und kübelweise ergießt sich der Dreck aus Fernseher, Porno-Videos und Internet.

Nein, das haben sie so nicht gewollt, diese Zertrümmerer bürgerlicher Kultur, nicht so kommerzialisiert, nicht so kapitalistisch verwertet. Welche Naivität! Die dreckigsten Geschäfte werden in den Ruinen einer zertrümmerten Ordnung gemacht!«

»Du hast dich ja in heiligen Zorn geredet«, bemerkte Paula und legte ihre Hand begütigend auf seinen Arm. »War es nicht schön, wie wir uns vor einem halben Jahrhundert als Verliebte behutsam einander genähert haben. Halb zufällige, halb absichtliche Berührungen, die die Nerven vibrieren ließen. Die Suche nach gemeinsamem Erleben, Musik, Gedichte, Bilder. Die beglückende

Entdeckung: was dich berührt, berührt auch mich. Wachsende Sicherheit, auf gemeinsamem Grund zu stehen, auf derselben Wellenlänge zu empfangen. Und dann, nach der Gewissheit solchen Gleichklangs, wie von selbst das Echo der Sinne. Zusammenspiel auch hier bis zur Vereinigung, in der das tastende Suchen ein Ziel findet. Welcher Reichtum gemeinsamen Erlebens, der bis heute anhält! Ich bin dankbar, dass wir so altmodisch geblieben und nicht ausgestiegen sind in die Banalität derer, die sich den geistigen Überbau als Firlefanz ersparen.«

Michael sah auf die Uhr und dachte an Mörike, der an seinem Schreibtisch wartete. »Man muss es ja nicht übertreiben wie Mörike«, leitete er über zu seinen Schreibübungen. »Um in der bieder schwäbischen Pfarrerstochter, Luise Rau, die Freunde eine hübsche Person, aber leider gar zu einfältig fanden, die ›leisen Atemzüge des Engels‹ zu entdecken, da muss sich der geistige Überbau schon arg von dem Chassis gelöst haben. Liebe ist das nicht. Sonst sähe Mörike seine Luise nicht als Engel, sondern als Frau mit all ihren Stärken und Schwächen, mit ihren Sorgen und Freuden, die sie mit ihm teilen wollte.

Ihm geht es ja nicht um die einfältige Luise, ihm geht es um sein Gedicht, für das die Luise als Stimulans dienen darf. Das haben die Dichter so an sich, sie lieben ihre Wortgebilde und sonst allenfalls sich selbst.

Ist es nicht liebenswert dieses Versgebilde, in dem die Quellen des Geschicks melodisch rauschen? Bei so viel Schönheit der Poesie vergessen wir die Luise Rau aus Plattenhardt auf den Fildern. Das ist ungerecht. Aber wären Mörikes Verse gerecht und nicht reine Melodie, könnte ich sie nicht heute, 175 Jahre nach ihrer Entstehung, auswendig.«

Und Michael stellte sich hinter seinen Stuhl, blickte mit andächtigem Ernst zur Decke und begann zu rezitieren.

Wenn ich, von deinem Anschaun tief gestillt,
mich stumm an deinem heilgen Wert vergnüge,
da hör ich oft die leisen Atemzüge
des Engels, welcher sich in dir verhüllt.
Und ein erstaunt, ein selig Lächeln quillt

auf meinem Mund, ob mich kein Traum betrüge,
dass nun in dir, zu himmlischer Genüge,
mein kühnster Wunsch, mein einzger sich erfüllt.
Von Tiefe dann zu Tiefen stürzt mein Sinn,
ich höre aus der Gottheit nächtger Ferne
die Quellen des Geschicks melodisch rauschen;
betäubt kehr' ich den Blick nach oben hin,
zum Himmel auf – da lächeln alle Sterne,
ich knie, ihrem Lichtgesang zu lauschen.

IX

Michael wusste, dass er sich beim Schreiben nicht stören lassen durfte. Paula hatte ihn ermahnt, zwischen 16 und 19 Uhr nicht ans Telefon zu gehen, das im Nebenzimmer stand. Sie werde abnehmen und jedermann erzählen, dass er nicht zu Hause sei. Michael aber hoffte, sie würde das Klingeln nicht hören. Er hörte es immer. Nach dem fünften Läuten stellte das Telefon um auf den Anrufbeantworter. Das brauchte er nicht abzuwarten. Beim fünften Läuten fühlte er sich moralisch berechtigt, den Schreibtisch zu verlassen, um dem Anrufbeantworter zuvorzukommen. Manchmal war es der Staubsaugerwartungsdienst, ein Losverkäufer oder der Weinhändler. Dann hängte er ein, ohne ein Wort zu sagen. Solche Angebote vorzuziehen, konnte er Mörike nicht antun. Manchmal war es sein Enkel Konrad. Dann gab er Antwort.

Konrad war es streng verboten, um diese Zeit anzurufen. Seine Mutter hatte ihm gesagt, er dürfe Opa nicht stören. Aber Konrad wusste es besser. Er hatte das sichere Gefühl, Opa wartete auf seinen Anruf. Opa wollte gestört werden, jedenfalls von seinem Enkel. Immer fragte Konrad nach seinen Sonnenblumen. Er hatte sie Opa als ganz kleine Pflänzchen zum Geburtstag geschenkt und jetzt standen sie in der rechten hinteren Ecke des Gartens und wuchsen.

»Wie viele Zentimeter?«, fragte Konrad.

»Fünf, seitdem du das letzte Mal da warst. Aber sie blühen noch nicht. Dazu müssen sie erst ein ganzes Stück weiterwachsen.«

»Haben sie keine Läuse mehr?«, wollte Konrad wissen.

»Seitdem ich sie aus dem Blumentopf ins Beet gepflanzt habe, sind sie groß und stark geworden und können alle Schädlinge abwehren. Du musst auch groß und stark werden, immer deinen Teller leer essen und fest mit mir im Garten graben, dann kannst du alle Krankheiten abwehren.«

»Hm«, machte Konrad. Das war das Zeichen, dass ihm die Gesprächsentwicklung nicht behagte.

»Erzähl' mir etwas vom Garten«, sagte er.

Michael bemühte seine Fantasie. »Denk dir, gestern Abend, als es schon dämmerte und die großen Taxusbäume, hinter denen du immer gräbst, dunkler und dunkler wurden, schaute ich noch einmal hinter die Bäume, ob wir nicht dort eine Hacke oder Schaufel liegen gelassen haben. Plötzlich hörte ich ein leises Geräusch, so ähnlich, wie wenn eine dünne Laubsäge durch ein Holzbrettchen fährt. Ich ging dem Geräusch nach und weißt du, was ich da entdeckte? Unter dem größten der beiden Bäume lag ein Gartenzwerg und schlief. Er schnarchte leise und stetig vor sich hin wie eine kleine Laubsäge.«

Konrad unterbrach ihn. »In deinem Garten gibt es keine Gartenzwerge. Ich habe noch nie einen gesehen.«

»Vielleicht ist er vom Nachbargarten herübergekommen und bei mir eingeschlafen«, meinte Michael. »Und als ich ihn mit ›Hallo‹ anrief, wachte er auf, sprang auf die Füße und verschwand eilends durch die Hecke in Nachbars Garten.«

»Gartenzwerge sind nicht echt«, wandte Konrad ein. »Sie können nicht laufen und nicht schnarchen.«

»Aber im Märchen können sie das alles.«

»Dein Garten ist kein Märchen«, beharrte Konrad in der Dürre des Realen.

»Aber in meinem Kopf kann ich den Garten zu einem Märchen machen. Und was in meinem Kopf ist, das ist auch in der Welt. Sonst könnte ich es mir nicht ausdenken.«

»Hm«, machte Konrad. Er war nicht überzeugt. »Die Mama wird gleich kommen. Ich darf nicht telefonieren, nicht um diese Zeit.«

Michael versuchte sich wieder an Mörike zu gewöhnen.

Aber das Telefon klingelte erneut. Konrad konnte es nicht sein. Also sollte er nicht hingehen. Dennoch griff er beim fünften Läuten zu, kurz bevor der Anrufbeantworter einsetzte. Es war eine fremde weibliche Stimme. Sie warb für einen Zirkus. Klein sei er, aber von einsamer Spitze. Hochseilartisten von Weltklasse, der berühmte Jongleur Barelli und vor allem Francesco, der Clown, über den Groß und Klein, Alt und Jung Tränen lachen.

»Kommen Sie und bringen Sie ihre Kinder und Enkel mit. Wir bieten Ihnen ein einmaliges Familienerlebnis, von dem Sie noch lange träumen.« Dann nannte sie Beginn und Ende des Gastspiels und die Zeiten des Vorverkaufs.

Michael fragte, warum sie gerade ihn anrufe und woher sie wisse, dass er Enkel habe. Aber er bekam keine Antwort. Er hörte ein Geräusch, als ob ein Gerät abgeschaltet würde. Dann war Stille in der Leitung. Vielleicht haben die einen Apparat, der nach irgendeinem System Nummern anwählt und dann ein Band mit diesen Werbesprüchen ablaufen lässt. Werbung wird ja immer lästiger und aufdringlicher. Demnächst blasen sie einem noch Werbesprüche durchs Schlüsselloch.

Michael ärgerte sich, aber nur für einige Minuten. Dann sperrte sich seine Fantasie nicht länger gegen den Zauber der Manege. Sie tastete sich vierzig Jahre zurück und er ging zum ersten Mal mit dem fünfjährigen Philipp in den Zirkus.

Philipp war verstört von der grellen, lauten Musik. Die Kunststücke mit den Pferden fand er langweilig. Auf die Hochseilartisten und den Jongleur mit den vielen Bällen und Ringen starrte er mit unbewegtem, griesgrämigem Gesicht und sie zu beklatschen sah er keinen Anlass. Teure Karten und ein voller Misserfolg, dachte Michael. Typisch Philipp. Man will ihm eine Freude machen und er ist misslaunig. Aber dann kam der Clown. Er sah aus wie alle Clowns, hatte eine rote Knollennase, eine rothaarige Perücke, viel zu weite Hosen, die von breiten, roten Hosenträgern festgehalten wurden und viel zu große Schuhe.

Zeigten die Artisten das perfekte Gelingen all ihrer kühnen Vorhaben, so zeigte der Clown das perfekte Misslingen. Viele Bälle, mit denen er jonglierte, landeten nicht in seinen Händen, sondern sonst irgendwo an seinem Körper, wo er sie verdutzt suchte, in der Kapuze seiner Jacke, in seinen weiten Hosen, ja auf seinem Kopf, auf dem sie auf geheimnisvolle Weise kleben blieben. Einer winzig kleinen Geige versuchte er vergebens Töne zu entlocken. Als er den Bogen resigniert sinken ließ, begann die Geige von sich aus ein Lied zu pfeifen, als wollte sie ihn verspotten. Am Boxsack trainierte er mit riesigen Boxhandschuhen, aber er konnte den hin- und herpendelnden Sack nicht treffen, vielmehr traf der Sack ihn am Kinn und er sank k.o. zu Boden. Philipp war wie umgewandelt. Er verfolgte die Aktionen des Clowns aufmerksam und fröhlich. Jeder Misserfolg entlockte ihm helles Gelächter, das immer lauter wurde, so dass mehrere Zuschauer sich nach ihm umblickten. Noch nie hat Michael Philipp so von Herzen lachen gehört, so als hätte der Clown ihm alles abgenommen was je in seinem kurzen Leben schief gegangen war.

Seitdem spielte Philipp Zirkus. Seine Schwester musste das Pferd machen, das mit dem Fuß Zahlen in den Sand scharrte oder den Tiger, der Männchen baute vor Philipp, dem Dompteur. Aber dann kam der Clown, und der war die Hauptsache. Philipp zog die großen Schuhe seines Vaters an, stolperte alle paar Schritte darüber, purzelte auf den Boden und lachte unermüdlich über dieses Missgeschick. Er warf Bälle in die Luft, konnte sie nicht fangen, bekam sie auf Kopf und Rücken und fand auch das überaus lustig. Immer wieder erfand er neues Misslingen und immer wieder hatte er seinen Spaß daran. Wenn man ihn fragte, was er einmal werden wolle, sagte er Zirkusclown. Er sagte es auch noch zu seiner Lehrerin, die im ersten Schuljahr die Kinder nach ihren Berufswünschen fragte. Aber da lachten ihn seine Schulkameraden aus, und die Lehrerin meinte, das sei kein vernünftiger Beruf. Im nächsten Jahr bekamen sie eine neue Lehrerin, die wieder nach den Berufswünschen fragte. Jetzt sagte er »Fußballer« und alle fanden es in Ordnung. Auch zu Hause spielte er nicht mehr den Zirkusclown. Man hörte ihn nicht mehr von Herzen lachen.

Zur Teestunde des nächsten Tages erzählte Michael Paula von dem Anruf der Zirkuswerbung und davon, dass er sich an Philipps Begeisterung für den Zirkusclown erinnert habe.

»Ich habe dem Zirkus nie etwas abgewinnen können«, sagte Paula. »Warum soll ein Pferd rechnen, ein Tiger Männchen machen und durch den Reifen springen? Das geht doch gegen die Natur des Tieres und irgendwie raubt es ihm seine Würde. Ich denke, die kommt jedem Geschöpf zu. Und dann diese Clowns. Über deren künstliche Dummheit konnte ich noch nie lachen. Einen geistvollen Kabarettisten oder Entertainer, das lasse ich mir gefallen. Da wird mit dem Florett gefochten. Da funkeln Witz und Ironie.

Clowns zeigen nur ihre Dummheit und stolpern unentwegt über ihre eigenen Füße. Das Publikum freut sich darüber, weil es sich endlich überlegen fühlt. Die Clowns sind noch dümmer.«

»Du begreifst die Poesie nicht, die im Scheitern des Clowns liegt«, entgegnete Michael. »Diese Heiterkeit, hinter der die Melancholie steckt. Kinder, denke ich, erleben das mit. Sie scheitern so oft an den Tücken unserer Erwachsenenwelt. Mit dem Clown können sie das Scheitern auflösen in Gelächter. Philipp jedenfalls habe ich nie mehr so von Herzen lachen gehört.«

»Nun ja«, sagte Paula, »für Kinder mag das taugen. So alt sind wir auch noch nicht, dass wir schon wieder kindisch werden müssten.«

Das ärgerte Michael und er flüchtete sich eilends zu Mörike. Kindlich beschwingt las er das tänzerisch leichte Lied des Gärtners:

Auf ihrem Leibrösslein,
so weiß wie der Schnee,
die schönste Prinzessin
reit't durch die Allee.
Der Weg, den das Rösslein
hintanzet so hold,
der Sand, den ich streute,
er blinket wie Gold.
Du rosenfarbs Häublein,
wohl auf und wohl ab,
o wirf eine Feder
verstohlen herab!
Und willst du dagegen
eine Blüte von mir,
nimm tausend für eine,
nimm alle dafür.

X

Manchmal sprachen sie über Geld. Nicht so gerne zur Teestunde, weil da im Dämmerlicht mehr Geistiges gefragt war. Eher schon beim Mittagessen im schattenlos nüchternen Licht. Dann stritten sie sich über den Wert eines Anlageangebots ihrer Bankberaterin, die die ›Performance‹ irgendeines Fonds angepriesen hatte.

»Loswerden wollen sie ihre Papiere«, sagte Paula dann. »Jeder Abschluss bringt ihnen Prämien. Und der Wohlstand ihres Kunden ist ihnen so gleichgültig wie das Wohlergehen ihrer Schwiegermutter.«

Michael warf ein, es müssten sich doch noch Reste des korrekten Bankbeamten hinüber gerettet haben in die neoliberale Finanzwelt. Aber Paula lachte ihn aus. Das wiederum gab ihm Anlass zu nostalgischen Betrachtungen im Dämmerlicht der Teestunde.

»Mein Vater hat in seinem ganzen Leben keinen Kredit aufgenommen, keine einzige Mark, auch nie sein Konto überzogen«, sagte er. »Er gab nur aus, was er verdient hatte und das nie vollständig. Einen angemessenen Teil überwies er auf sein Sparbuch. Hatte er genügend angespart, erwarb er ein festverzinsliches Wertpapier, mündelsicher.

Grunderwerb kam nicht in Frage, weil er als Bahnbeamter stets umzugsbereit sein musste. Wir wohnten in Miete. Aber für seinen Ruhestand träumte er von einem Häuschen in einer kleineren Stadt mit niedrigen Grundstückspreisen. Darauf sparte er.

1948 nahm der Staat ihm 90% seiner ›mündelsicheren‹ Ersparnisse weg, und er träumte nicht mehr vom Rosenzüchten im eigenen Garten.

Den Wirtschaftsteil der Zeitung hat mein Vater nie gelesen. Das Zeug verstehe ich nicht, sagte er. Er war humanistisch gebildet. Latein, Griechisch und kein Wort Englisch. Die Kriege, die die Griechen und Römer geführt hatten, wusste er alle. Drei, drei, drei, gab's bei Issus Keilerei! Wer von der Keilerei profitierte, darüber hat er nicht nachgedacht. Sein Geschichtslehrer auch nicht. Der konnte nicht sagen, was das römische Reich wirtschaftlich umtrieb, und die Schulbücher schweigen sich darüber aus.

Kaufleute waren für meinen Vater ungeistige Menschen, mit denen man als Akademiker allenfalls dann verkehrte, wenn man eine Braut mit Geld suchte. Mein Vater hatte auch das nicht getan.«

»Du auch nicht«, warf da Paula ein. »Du hast dir eine Liebesheirat eingeredet, kannst dir Weltreisen nicht leisten und schreibst dafür über Mörike.«

»Du übertreibst. Ich finde Weltreisen langweilig. Aber meine Schulbildung war nicht viel anders als die meines Vaters. Geschichte bestand aus Kaisern, Königen, Feldherren und eisernen Kanzlern. Kaufleute kamen darin nicht vor, Ingenieure auch nicht. Geographie unter Einschluss der Wirtschaftsgeographie lehrte uns 1947 ein Altphilologe. Er erzählte von den Vereinigten Staaten als einem skurrilen Land, dem nur ein Satiriker gerecht werden konnte. Das gesellschaftliche Ansehen eines Menschen, sagte er, hängt dort allein davon ab, wie viel Dollar er ›macht‹, gleichgültig auf welche Weise. Von Verdienst wolle er da gar nicht erst sprechen. Der Oberstudienrat hatte einen edel geschnittenen Kopf mit leicht gewelltem, meliertem Haar und das ›Dollar machen‹ genoss er mit süffisantem Lächeln als Gegenstand seiner tiefsten Verachtung. Alles sei in der USA industrialisiert, sagte er, auch die Landwirtschaft. Da heiße die Kuh nicht mehr Liesl und Gretl wie im bayerischen Kuhstall, sondern sei nur noch eine Nummer in einer riesigen Milchfabrik mit automatischer Futter- und Melkanlage. Abgeschlachtet werde sie auch am Fließband in gigantischen Schlachthöfen, vornehmlich in Chicago. Hühner transportiere die Bahn kostenlos zum Schlachtort. Sie halte sich an den in Todesfurcht gelegten Eiern gütlich.

Ich erzählte die Story meinem Vater. Der meinte, so weit werde die Deutsche Reichsbahn niemals sinken. Reichsbahnbeamte seien keine Eierhändler.«

»Nun ja«, warf Paula ein, »ob dein Vater und der Oberstudienrat nach Studium des Wirtschaftsteils ihrer Tageszeitung oder einschlägiger Lehrbücher der Nationalökonomie schlauer geredet oder gar gehandelt hätten, möchte ich füglich bezweifeln.«

Paula hatte damit ein Stichwort gegeben, von dem sie wusste, dass es Michaels Philippika mühelos in Schwung halten würde, denn sie liebte es, ihrem alternden Mann, der mehr und mehr zur Sprachfaulheit neigte, in spottlustige Fahrt zu bringen.

»Die Weisen der Volkswirtschaftslehre«, donnerte Michael dann auch prompt, »nirgends ist weniger Weisheit als bei ihnen. Eine krude Mischung aus Ideologie, Glaubenssätzen und Interessendiensten, eingekleidet in Statistiken, mathematische Formeln, Verlaufskurven und Wahrscheinlichkeitsrechnungen. Ob neoliberal oder Keynesianer, ob angebots- oder nachfrageorientiert, ob globalisierungsgläubig oder globalisierungsskeptisch, das sind keine Fragen der Wissenschaft, das sind Wertentscheidungen, Interessenabwägungen, oft nicht bewusst gemacht, sondern versteckt in Glaubenssätzen.

Der weltweite freie Markt, er ist angeblich unser Schicksal und wer könnte seinem Schicksal entrinnen? Forderst du steuernde Korrekturen, wirst du von den Neoliberalen verdammt wie Franklin mit seinem Blitzableiter von den dogmatischen Klerikern, die da meinten, man dürfe dem lieben Gott nicht ins Handwerk pfuschen. Sie treten auf mit einer Glaubenssicherheit wie die Zeugen Jehovas und die Politiker beten ihnen nach, ganz gleich ob schwarz, rosarot oder grün.«

Michael hatte sich rotköpfig ins Pathetische gesteigert. Wie früher bei seinen großen Auftritten als Strafverteidiger, dachte Paula. Sie hatte ihm gerne zugehört, damals. Oft war sie sogar heimlich in den Zuschauerraum des Schwurgerichtssaals geschlichen, so, dass er sie nicht sehen konnte. Für einige Minuten schwelgte sie dann vorbehaltlos in Bewunderung. Aber dann überkam sie die Lust irgendetwas Spöttisches dazwischen zu rufen, um Michael zurückzuholen in die ruhig-überlegene Nüchternheit, von der sie glaubte, dass sie besser zu ihm passe und sie bedauerte es, still sein zu müssen.

So überkam Paula auch jetzt die Lust, Michael in voller Fahrt zu bremsen. »Mein Gott«, rief sie aus, »wenn das Philipp hören könnte, er würde dich geradezu bewundern. Du wetterst gegen amerikanischen Wirtschaftsimperialismus, gegen die Seelenlosigkeit einer Welt, die unter dem Diktat der Gewinnmaximierung steht. Was hat Philipp anderes getan? Und du fandest seine Überzeugung damals so schrecklich.«

Michael hatte nicht nur seinen anklägerischen Schwung verloren, seine Begeisterung war in Verärgerung umgeschlagen.

»Du kennst die Unterschiede ganz genau«, sagte er. »Dich treibt nur die Lust, mich zu provozieren. Nie würde ich die Ermordung politischer Gegner billigen, ja nicht einmal das Zertrümmern von Fensterscheiben, das Abfackeln menschenleerer Kaufhäuser oder den Steinwurf gegen Wasserwerfer. Nie würde ich mich in neue, linke Dogmen flüchten, in neomarxistische Glaubenssätze, in die überhebliche Besserwisserei derer, die behaupten, das richtige Bewusstsein zu haben und es den anderen aufzwingen wollen. Darüber habe ich mich mit Philipp gestritten und nicht über die Kritik an amerikanischer Wirtschaftspolitik.

Du solltest nicht Philipp zurückrufen, nur um mich zu ärgern.«

Paula wusste, dass sie einlenken, dass sie die Tonart ändern musste.

»Weißt du noch«, sagte sie, »als wir Philipp ein letztes Mal besuchten? Einer seiner Freunde hatte uns die Adresse der Wohngemeinschaft verraten. Es war im vierten Stock eines alten Mietshauses. Wir stiegen die alten Holztreppen hinauf. Sie knarzten fest bei jedem Schritt. Die Tür öffnete ein junger Mann mit rotem Vollbart und dickem roten Kraushaar, einem schwarzen, ärmellosen Unterhemd und einer schwarzen Trainingshose. ›Philipp‹, rief er nach hinten, ›deine Alten sind da!‹

Philipp war weder verlegen noch verärgert. Er nahm es als selbstverständlich, dass wir vorbeikamen, obwohl du ihn doch aus unserer Wohnung verwiesen hattest. Er führte uns in sein Zimmer. Es waren nur zwei Möbelstücke darin: der alte Schreibtisch deines Großvaters, des Oberlehrers, ursprünglich ein historistischer Sekretär mit gedrechselten Beinen, dessen fächerreiche Aufbauten man irgendwann abmontiert hatte. Er stand da mit seiner verkratzten Kirschholzplatte in der Ecke neben dem Fenster, und nichts lag auf ihm, kein Blatt Papier, kein Buch, kein Bleistift, nichts. Er stand da wie ein Denkmal der Bürgerlichkeit, das man nicht berühren durfte. Genau in der entgegengesetzten Ecke stand ein Stuhl, auch er aus dem Nachlass deines Großvaters. Das Holz war dunkel gebeizte Eiche. Die Sitzfläche hatte man mit dunkelbraunem Leder bezogen, das durch goldfarbene Nägel festgehalten wurde. Auch der Stuhl war ungenutzt. Dafür fand man auf dem Fußboden kaum Platz, um sich zu bewegen. Zwei Matratzen dienten als Liege- und Sitzgelegenheiten. Kleider lagen herum, dazwischen eine Gitarre, Schuhe, Schallplatten, ein Expander, Gläser und eine Wasserflasche. An der Wand hing als einziger Schmuck eine Landkarte der Bundesrepublik. Darunter stand ›Befreite Häuser‹. Über den Namen der großen Städte, über Berlin, Hamburg, Frankfurt, Köln etc. waren kleine Häuschen eingezeichnet, zwei, drei oder fünf, über München keines. ›Das sind die Häuser, die wir besetzt haben‹, sagte Philipp. ›Es sind Inseln einer neuen Gesellschaft. Bald werden es ganze Stadtteile sein.‹

›Unsinn‹, hast du darauf gesagt, ›die Polizei wird euch als Rechtsbrecher hinausjagen und man wird die Häuser sanieren oder abreißen.‹

›Das werden sie nicht wagen‹, meinte Philipp darauf, ›dazu wird die neue Gesellschaft bald viel zu stark sein.‹«

»Ja«, sagte Michael, »ich erinnere mich an all diese Merkwürdigkeiten. Philipp lud uns ein, mit ihm in die Küche zu gehen, denn dort gebe es eine Eckbank, auf der wir sitzen könnten. Er erinnerte sich dann seiner bürgerlichen Erziehung, die er bei uns genossen hatte. Gästen bietet man etwas an. Er braute grünen Tee, suchte nach sauberen Tassen und fand schließlich drei mit verschiedenen Mustern, von denen zwei keinen Henkel hatten. Auch fand er eine Blechschachtel, in der alte Kekse lagen.

Du warst darüber sehr gerührt und hast ihm angeboten, ihm am Samstag einen selbstgebackenen Kuchen zu bringen. Und mit einem schrägen Blick auf sein schmuddeliges T-Shirt meintest du, er könnte dir auch seine Wäsche zum Waschen mitgeben. Da aber wurde er ärgerlich und sagte, du solltest ihn mit deinem Hausfrauenwahn in Ruhe lassen.«

»Und du hast den Ärger noch gesteigert«, fuhr Paula fort, »indem du ihn gefragt hast, ob er denn studiere. Er müsse doch an seine Zukunft denken und daran, dass er einen Beruf brauche.

›Ich studiere das Leben‹, sagte er darauf patzig, ›und du studierst die Bücher. Das Leben ist wichtiger!‹

Dann hat er uns hinauskomplimentiert. Und wir sind gegangen.«

»Na ja«, sagte Michael »Vielleicht hätten wir gar nicht hingehen sollen. Was hat es denn gebracht? Ständig sind die Bürger ihren ausgeflippten Söhnen nachgelaufen, haben sie angesäuselt, doch nicht so böse zu sein und dafür einen Tritt in den Hintern bekommen. Die 68er feiern das heute noch als Heldentat. Und was haben sie erreicht? Das Regietheater als Spielwiese und den globalisierten Weltmarkt als Schicksal.«

»Was hat der Seismograph erreicht, der das beginnende Erdbeben anzeigt?«, wandte Paula ein. »Immer noch besser sensible Ausschläge zeigen, als dumpfe Dickhäutigkeit. Vorbeben waren das damals. Jetzt schüttelt es uns schon kräftiger. Die Armen der Welt stehen vor der Tür, sickern herein, bomben uns wach. Bald kommt die große Flut, fürchte ich, und dann wird es zu spät sein für Angebote der Brüderlichkeit.«

»Du bist heute die große Kassandra«, spottete Michael. »Und du hast mir damit die Lust auf Mörike verdorben.

›Herr! schicke, was du willst,
Ein Liebes oder Leides;
Ich bin vergnügt, dass beides
Aus deinen Händen quillt.‹

Das erschiene mir heute doch als ein allzu bequemer Abschluss. Da stapfe ich lieber eine Stunde durch den Wald und lass' die schwarzen Nebel aus dem Kopf dampfen.«

XI

Als das Handy in seiner Jackentasche läutete, stand Michael vor dem Büchertisch mit den Neuerscheinungen. Noch immer hatte er Hemmungen, vor fremden Leuten zu telefonieren. Auch wenn andere es taten, er genierte sich und lief weg. Jetzt eilte er vor die Tür des Buchladens und drückte sich in eine Häuserecke, die die Passanten aussparten.

Paula rief an. Sie war aufgeregt, atmete kurz und verhaspelte sich. Es war etwas mit Konrad passiert, verstand er. Ein Auto hatte ihn angefahren beim Ausparken, als er mit seinem Fahrrad hinter dem Wagen vorbeigefahren war.

»Sprich doch ruhig und deutlich«, ermahnte er Paula. »Was ist gebrochen? Das rechte Bein? Aber keine Verletzung am Kopf? Gott sei Dank! Der arme Kerl! Wo liegt er. Ich muss ihn besuchen!«

»Silvia ist schon dort«, rief Paula. »Wir sollten ihm erst einmal Ruhe gönnen. Besuchen wir ihn doch morgen zusammen.«

Aber Michael meinte, sein Enkel brauche ihn sofort.

Hinter dem Informationsschalter saß ein blasser älterer Herr mit altmodischer brauner Hornbrille. Er suchte lange auf seinem Bildschirm. Dann sagte er: »Hier liegt kein Konrad Leitner.«

»Natürlich liegt er hier«, beharrte Michael. »Vor vier Stunden wurde er eingeliefert. Verkehrsunfall.«

»Dann ist er noch nicht eingegeben«, sagte der mit der Hornbrille.

»Er muss doch zu finden sein«, bohrte Michael weiter.

»Aber nicht in meinem PC«, gab der mit der Hornbrille zurück.

»Irgendwo ist er registriert.« Michael ließ nicht locker. Schließlich war er Anwalt und in Verwaltungsdingen erfahren. »Niemand liegt in einem Klinikbett, ohne registriert zu sein.«

Der mit der Hornbrille seufzte vernehmlich. Dann griff er zum Hörer und telefonierte. Er sagte nicht mit wem. Vielleicht mit der Notaufnahme, mutmaßte Michael.

»Block A Abt. 8, Zimmer 347«, brummte der mit der Hornbrille schließlich.

Michael sagte Buchstaben und Ziffern ständig vor sich her, als er den langen Gang entlang eilte.

Viele Menschen begegneten ihm. Ungefähr die Hälfte trug weiße Mäntel und ging rasch und zielsicher. Dazwischen schlurften die mit den Bade- und Morgenmänteln. Manche trugen auch Trainingsanzüge. Sie hielten den Kopf gesenkt. Seltener waren die Zivilisten in Straßenkleidung. Die sind fremd hier, dachte Michael, wie ich. Man braucht sie nicht, weder zum Arbeiten noch als Arbeitsmaterial. Reine Zuschauer sind das, die im Wege stehen.

Michael hatte fast ein schlechtes Gewissen als er an der Türe des Zimmers 347 klopfte. Eine helle Stimme, die er nicht kannte, sagte: »Herein.« Große blaue Augen eines fremden, etwa zehnjährigen Jungen schauten ihn fragend an, trübten sich und blickten enttäuscht zur Seite. Offensichtlich war er nicht der Erwartete.

Dann die erstaunte Stimme von Silvia: »Du, Papa? Wie kommst du hierher?«

Das zweite Bett stand hinter der Türe. Silvia saß am Kopfende. Sie verdeckte Konrad. Michael sah zuerst das rechte Bein. Es ragte aus der Bettdecke, war eingebunden und lag auf einem Keil, der zum Bettende anstieg.

»Was machst du für Sachen?«, rief Michael gegen das Kopfende, wo Konrad, auf beide Arme gestützt, aus den Kissen auftauchte.

»Hallo Opa«, sagte Konrad. »Ein alter Mann hat mich angefahren! Wahrscheinlich sieht er schlecht und kann den Kopf nicht mehr drehen. Aber er fährt Auto!«

»Junge Leute machen viel mehr Unfälle als alte«, versuchte Michael seinen Enkel zu belehren.

Der aber hatte schon ein neues Thema: »Opa, hast du mir etwas mitgebracht?«

Michael war verlegen. Natürlich muss der Besucher am Krankenbett etwas mitbringen, schon gleich wenn es sich um ein Kind handelt.

»Ich werde dir morgen etwas mitbringen«, sagte er. »Heute hatte ich keine Zeit mehr, etwas zu besorgen. Ich wollte schnell bei dir sein.«

»Was bringst du mir dann morgen mit?«, bohrte Konrad weiter.

»Was wünscht du dir denn?«

»Ein neues Fahrrad.«

»Ich kann dir doch kein Fahrrad ins Krankenhaus bringen. Übrigens muss das neue Fahrrad die Versicherung von dem Mann bezahlen, der dich überfahren hat.«

»Aber ich möchte ein Fahrrad mit sieben Gängen.«

»Das werden wir sehen, wenn du wieder gesund und aus dem Krankenhaus entlassen bist. Fürs Krankenhaus, meine ich, sollte ich dir ein Buch zum Vorlesen mitbringen.«

»Wenn du meinst. Aber es muss spannend sein. Ein Buch über Piraten.«

»Piraten sind schlechte Menschen. Die kapern fremde Schiffe und bringen die Matrosen um, töten mit Pistolen, Gewehren und Messern. Das sind keine Geschichten, über die du dich freuen kannst, die man dir vorlesen sollte.«

»Opa, du bist dumm. Das ist doch nicht echt. Das steht doch nur im Buch und da ist es spannend. In echt gibt es gar keine Piraten mehr!«

»Was einmal im Kopf ist, Konrad, kann leicht auch echt werden.«

»Das verstehe ich nicht, Opa. Piratenbücher sind geil! Hast du schon mal mit einem Gewehr geschossen, Opa? Mit einem richtigen Gewehr oder mit einem Revolver?«

»Als Bub, mit 14, 15 Jahren hab' ich in der Hitler-Jugend mit dem Kleinkalibergewehr auf Zielscheiben geschossen. Ein Kleinkalibergewehr hat kleinere Patronen als ein richtiges Gewehr. Ich hab' gut getroffen und bekam ein Schießabzeichen, das ich an die Uniform steckte. Auf Menschen musste ich Gott sei Dank nie schießen.

Einer meiner Schulfreunde hatte auch zu Hause ein Kleinkalibergewehr. Wir haben manchmal bei ihm im Garten auf Bäume geschossen. Einmal zeigte mir der Freund eine Amsel, die auf einem großen Kastanienbaum saß und sagte: ›Wetten, dass du die Amsel nicht triffst.‹

Ich sagte: ›Doch, ich wette 50 Pfennige.‹ Ich schoss, und die Amsel fiel wie ein Stein vom Baum. Ich ging hin. Ich hatte sie in den Kopf getroffen. Sie war tot. Die 50 Pfennige habe ich von meinem Freund nicht angenommen. Ich war nicht stolz. Ich habe mich geschämt. Nie mehr habe ich auf einen Vogel geschossen.«

»Katzen töten aber auch Vögel und fressen sie«, bemerkte Konrad ungerührt.

»Katzen sind kleine Raubtiere«, versuchte Michael zu belehren. »Die jagen von Natur aus Vögel und Mäuse. Die können nicht anders. Das ist ihnen angeboren. Der Mensch muss nicht töten. Weder seinesgleichen noch Tiere. Er kann sich frei entscheiden. Und ich denke er entscheidet gut, wenn er nicht tötet.«

»Dem Quirin sein Vater geht auf die Jagd«, warf Konrad ein. »Der Quirin, du weißt, der aus meiner Klasse, hat ihn schon begleitet und mir davon erzählt. Sein Vater schießt dann Rehe und Hirsche. Dem Quirin sein Vater ist aber trotzdem nett und kein böser Mensch.« Konrad hatte wieder den trotzigen Ton des Aufbegehrens in der Stimme, der Michael an Philipp erinnerte. Nur, so dachte Michael, Philipp hätte Quirins Vater unmoralisch gefunden. Und er, Michael, hätte ihn verteidigen müssen. Er hätte etwas erzählt von der Notwendigkeit der Jagd in früheren Zeiten, in denen der Mensch sich nicht anders ernähren konnte und wie daraus eine Tradition, ja eine Jagdkultur erwuchs, mit der Pflicht zu fairem, weidgerechtem Handeln, wie vielschichtig die Beziehungen zwischen Mensch und Tier sind und wie sie so schwarz oder weiß nicht gelöst werden können. Aber mit dergleichen wäre Konrad weit überfordert, dachte Michael, und so gab er Konrad Recht.

»Nein«, sagte er, »Quirins Vater ist gewiss kein schlechter Mensch. Und jetzt lass ich dich in Ruhe und morgen komm ich wieder mit der Oma und einem Buch zum Vorlesen, das spannend ist, vielleicht von Jägern in früheren Zeiten.«

»Nein, von Piraten«, sagte Konrad und legte sich beruhigt zurück in das große, weiche Kissen, das seine Mutter vorher aufgeschüttelt hatte.

XII

Auf dem Teetisch lag ein kleiner Adventskranz. Paula hatte ihn geschmückt mit Äpfeln, Nüssen und roten Kerzen.

»Bei uns zu Hause«, sagte Michael, »war der Kranz viel größer. An breiten roten Bändern befestigt, hing er von der Decke, geschmückt nur mit den Bändern und dicken roten Kerzen, die bis Weihnachten vorhielten. Sie wurden nur an den Adventssonntagen angezündet.

Wir mussten dazu singen: ›Macht hoch die Tür, die Tor macht weit. Es kommt der Herr der Herrlichkeit.‹ Ich wusste nicht, wer mit der Herrlichkeit gemeint war. Das Christkind mit seinen Windeln in der Krippe konnte es nicht sein. Das Christkind hatte auch nichts zu tun mit dem Gekreuzigten, der in den Kirchen hing. Das Christkind litt nicht. Der harte Weg nach Bethlehem, die vergebliche Herbergssuche waren vergessen. Der sauber geputzte Stall verströmte Wärme und Behaglichkeit wie das bürgerliche Wohnzimmer. Ochs und Esel blickten friedlich auf die Heilige Familie. Die Hirten zeigten sich untertänig und die Schafe verhießen wärmende Wolle. Schließlich kamen sogar drei Könige und brachten dem Kind eine Aussteuer.

Das Christkind gehörte in die gute Stube. Wir gingen daher am Heiligen Abend auch nicht in die Kirche. Wir feierten das Christkind zu Hause. Anders war das an Silvester. Für meinen Vater war es der Tag des öffentlichen Lobgesangs, der Tag, an dem er seinen Vater und den lieben Gott bewunderte. Sein Vater, der Oberlehrer, leitete den Kirchenchor. An Silvester dirigierte er obendrein ein kleines Orchester mit Trommeln und Blechbläsern aus der Feuerwehrkapelle und neben ihm, dem Dirigenten, stand die Pauke. Beim Lobgesang nun, am Ende des Gottesdienstes, wenn Chor und Gemeinde aus vollem Herzen ›Nun danket alle Gott‹ sangen, griff mein Großvater, so erzählte uns mein

Vater jedes Jahr aufs Neue, griff also der Chorregent nach den Schlegeln und schlug mit Feuereifer auf das Kalbfell. Einmal im Jahr trat mein Großvater ganz aus sich heraus, und mein Vater bewunderte ihn in diesen Minuten.

Deshalb mussten wir Jahr für Jahr mit ihm in den Silvestergottesdienst. Aber er war immer enttäuscht, denn in manchem Jahr schmetterte zwar eine Trompete zum Lobgesang, nie aber hörte man Paukenschläge, schon gleich nicht vom Chorregenten.«

Michael schwieg eine Weile und sinnierte vor sich hin.

»Ich weiß nicht, ob wir eine Krippe unter dem Weihnachtsbaum stehen hatten«, fiel da Paula ein. »Glanzvoll kann sie nicht gewesen sein. Jedenfalls, die Puppenstube war wichtiger. Sobald wir das Wohnzimmer mit den brennenden Kerzen am Weihnachtsbaum betreten durften, suchten meine Augen als Erstes die Puppenstube. Ob sie wieder auf der Kiste links vom Christbaum stand.

Sie stand dort vom Heiligen Abend bis zum Dreikönigstag. Dann verschwand sie wieder für ein ganzes Jahr.

Puppenstube ist eigentlich untertrieben. Sie hatte drei Räume: ein Wohnzimmer, ein Elternschlafzimmer und eine Küche. Darin wohnte die Puppenfamilie: Vater, Mutter und zwei Kinder, Bub und Mädchen. Ein Bad gab es nicht. Das fand ich nur angenehm, denn ich hab' mich selbst als Kind nicht gerne gewaschen. Die Kinder hatten auch kein Schlafzimmer. Sie waren immer auf den Beinen und spielten. Die Eltern dagegen steckte ich gerne ins Bett, damit sie beim Spielen nicht störten.

Gestritten oder geschimpft haben meine Puppeneltern nie. Sie waren leise und liebevoll, mit sich selbst und mit ihren Kindern.

Meine richtigen Eltern stritten immer, übers Geld, über Politik, über Religion. Meist verstand ich den Anlass nicht. Aber ich hörte die Schärfe in ihren Stimmen, spürte die Spannung, die sich aufbaute und hatte Angst, sie könnte sich entladen.

Meine Puppenfamilie kannte keine Spannungen, sie lebte in einer heilen Welt, vom Heiligen Abend bis Drei König.«

»Von meinem Spielzeug könnte ich das nicht sagen«, bemerkte Michael. »Bei mir herrschte Krieg vom Heiligen Abend bis Drei König. Der Erste Weltkrieg wurde nachgespielt und dies kurz vor dem Zweiten. Mein Vater hatte mir die Soldaten geschenkt und er stellte sie auch auf, Jahr für Jahr am Nachmittag vor dem Heiligen Abend, zwei Armeen, eine deutsche und eine französisch-englische. Die Deutschen waren die Angreifer. Ein Offizier stürmte mit gezogener Pistole voran, seine Männer folgten mit aufgepflanztem Bajonett, einige standen auch, zogen Handgranaten ab, sprühten Feuer aus Flammenwerfern oder holten mit dem Gewehrkolben zum Schlag aus. Franzosen und Engländer verharrten mehr in der Defensive. Sie lagen, knieten oder standen mit dem Gewehr im Anschlag. Einige duckten sich vor den deutschen Kolbenschlägen und hielten den Arm schützend über den Kopf.

Konnten sich Engländer und Franzosen nur in einen schmalen Schützengraben mit etwas Stacheldraht davor zurückziehen, so hatten die Deutschen einen großzügig ausgebauten Unterstand zur Verfügung. Dort stand der Generalstab, wohlgeborgen unter der Erde vor dem Kartentisch und heckte neue Angriffe aus. Daneben kümmerte sich ein Hauptverbandsplatz um die Folgen, ausgestattet mit Sanitätern, Krankenschwestern und einem schneidigen Stabsarzt mit weißem Kittel über der Uniform und einem Stethoskop, das aus der Tasche hing.

Der Krieg steigerte sich von Weihnacht zu Weihnacht. Mein Vater rüstete auf. 1938 ließ er einen Panzerwagen für England rollen. Die Deutschen bekamen dafür eine Panzerabwehrkanone. Sie schoss mit Gummistöpseln. Trafen sie auf einen Schild an der Front des Panzers, klappte der um und der Panzer stoppte jäh, bevor er die deutschen Linien erreicht hatte. Den Höhepunkt bildete das Weihnachtsfest 1939. Mein Vater, Hauptmann der Reserve, hatte Weihnachtsurlaub. Als Überraschung brachte er ein Kampfflugzeug mit. Es hing vor dem Weihnachtsbaum an der Deckenlampe. Unter den Flügeln waren vier kleine Bomben befestigt. Zog man die Maschine auf, schnurrte sie los, flog ihre Kreise unter der Lampe. In der vierten Runde lösten sich die kleinen Bomben, in die Zündblätter eingelegt waren. Sie knallten auf den Parkettboden und hinterließen einen unangenehm schwefligen Brandgeruch, der den Kerzenduft zeitweilig übertönte.«

»Dein Vater muss ein schlimmer Militarist gewesen sein«, sag-

te Paula, »sonst hätte er doch nicht den Weihnachtsfrieden mit solch' schrecklichem Spielzeug zerbombt.«
»Ich weiß nicht«, meinte Michael. »Ich kann ihn so nicht sehen. Für den Zweiten Weltkrieg zeigte er keine Begeisterung, eher Besorgnis, von Anfang an. Sobald er zu uns nach Hause kam, zog er die Uniform aus und lief in Knickerbockern oder in der Lederhose herum. Das mit dem Flugzeug war für ihn eine technische Spielerei, Maschinenbegeisterung des Reichsbahnrats, der auch für Lokomotiven schwärmte.
Eine ganz andere Rolle spielte in seiner Erinnerung der Erste Weltkrieg. Auch zwanzig Jahre danach hatte er dazu keine kritische Distanz gewonnen. Er versuchte nicht, Schuldige zu ermitteln. Wie die meisten seiner Generation, sah er den europäischen Flächenbrand als Naturkatastrophe, in der er sich als 20-jähriger Student zu bewähren hatte. Er dachte, dies sei ihm gelungen und er war stolz darauf. So hing das Familienbild vom Frühjahr 1918 bis zu seinem Tod neben seinem Schreibtisch. Er, der 25-Jährige sitzt als einziger in der Mitte des Bildes, die Eltern und die beiden Schwestern stehen bewundernd um ihn herum. Er ist der Krieger, trägt die Uniform eines Leutnants der Reserve mit dem Eisernen Kreuz 1.Klasse auf der Brust. Die grauen Zivilisten bilden den schlichten Rahmen. Das Schlachtfeld des Ersten Weltkriegs, unterm Weihnachtsbaum ist es wieder erstanden und ich habe mit meinem Vater nostalgische Erinnerungen an frühe Bewährung geteilt.«
»Merkwürdig«, sagte Paula, »wie schwer man sich tut, Gesinnungen und Gefühle einer anderen Zeit zu verstehen.
Erinnerst du dich noch an die Kriegsbriefe von Onkel Wilhelm und die Katastrophe, die sie bei Philipp ausgelöst haben, eine Katastrophe am Heiligen Abend zwischen Punsch, Plätzchen und Kerzenlicht?«
»Und ob ich mich erinnere. Es war meine Schuld. Ich hätte die Briefe nicht vorlesen dürfen, nicht am Heiligen Abend. Aber einmal musste doch die Wahrheit ans Licht. Man konnte sie doch nicht immer zudecken um des lieben Friedens Willen.
Ich muss zugeben, ich war schon gereizt, weil Philipp unangemeldet in diesem heruntergekommenen Aufzug am Heiligen

Abend bei uns aufgetaucht ist, nachdem er monatelang nichts von sich hatte hören lassen. Er trug zerlumpte, dreckige Jeans und eine abgeschabte Lederjacke und meinte, er brauche sich nicht umzuziehen, im Stall zu Bethlehem hätte Josef wohl auch keine Krawatte umgehabt.

Und dann wollte er von mir eine genaue Schilderung der Beerdigung seines geliebten Großonkels Wilhelm haben. Gekommen war er natürlich nicht zu dieser Beerdigung, obwohl er Onkel Wilhelm als sein großes Vorbild verehrte, als Freigeist, Antifaschist, Antikapitalist und Vorkämpfer für eine herrschaftsfreie Gesellschaft. Nun, meine Schilderung war sehr mürrisch und einsilbig. Dies hat Philipp geärgert. Er hätte gerne Salbungsvolles gehört über den Heimgang eines Ehrwürdigen. Aber ich hielt Onkel Wilhelm nicht für ehrwürdig, ich hielt ihn für einen egomanischen Wirrkopf. Das hab ich übrigens nie gesagt und schon gleich nicht am Heiligen Abend.«

»Du hast diese Briefe von deinem Schreibtisch geholt«, fiel Paula ein, »als wir um den Couchtisch herumsaßen, du, Silvia, Philipp und ich. Du hattest Punsch serviert und ich hatte einen Teller Plätzchen hingestellt und ich hoffte, die Atmosphäre würde sich jetzt entspannen, das Thema Onkel Wilhelm versickern.«

»So entspannt habe ich dich gar nicht in Erinnerung. Du konntest kaum an dich halten, als Philipp mit seinen dreckigen Jeans auf den hellen Bezügen unseres Clubsessels herumrutschte. Am liebsten hättest du ein Handtuch geholt und ihm unter den Po geschoben. Aber das hast du nicht gewagt. Nur ja nicht diese tickende Zeitbombe, unseren lieben Sohn, zur Explosion bringen.«

»Dafür warst du mutig und hast die Bombe ausgelöst.«

»Ich habe aus den Kriegsbriefen des großen Antifaschisten vorgelesen, die ich in Onkel Wilhelms Nachlass gefunden hatte. Er schrieb da als Gefreiter der Infanterie zu Beginn des Frankreichfeldzugs an seine Frau. Noch immer müssten sie in Bereitschaftsstellung ausharren, während die deutschen Truppen weiter nördlich schon weit in Feindesland vorgestoßen seien. ›Meine Kameraden und ich brennen vor Ungeduld endlich in Feindberührung zu kommen‹, bekannte er. ›Am Ende ist der Sieg über Frankreich errungen, ohne dass wir im Kampfeinsatz waren. Das darf nicht sein.‹ Nach den harten Stellungskriegen des Ersten Weltkriegs, muteten ihn diese Blitzsiege über die Franzosen wie ein Wunder an.

›Unser Führer erweist sich als genialer Feldherr‹, schrieb er voller Bewunderung. In einem zweiten Brief war Onkel Wilhelm dann endlich im Vormarsch, tief nach Frankreich hinein. Die geschlagenen Franzosen strömten ihm entgegen, viele, viele Neger darunter, wie er betonte. ›Sich von Negern beschützen zu lassen‹, meinte er, ›das müsse ja schief gehen.‹«

»Du hast das alles mit ätzender Ironie gelesen, damals«, sagte Paula. »Ich hab Philipps Gesicht beobachtet. Es lief dunkelrot an. Seine Halsadern traten hervor. Plötzlich griff er nach einem Buch, das auf dem Couchtisch lag. Es ging blitzschnell. ›Hör auf!‹ brüllte er und schleuderte das Buch, es war übrigens der ›Zauberberg‹, gegen deinen Kopf. Du warst so überrascht, dass du nicht einmal die Hand zur Abwehr erhoben hast. Das Buch traf ungebremst auf deine Lesebrille. Sie fiel zu Boden und zerbrach. Beide seid ihr aufgesprungen und aufeinander losgegangen. Jetzt werden sie zuschlagen, dachte ich. Vater und Sohn werden sich verprügeln. Aber dicht vor dir, drehte sich Philipp plötzlich um und lief zur Türe. Ich höre ihn noch rufen: ›Feiert euer Scheiß-Weihnachten allein.‹ Dann nahm er seinen alten, abgeschabten Rucksack, den er gar nicht ausgepackt hatte, und verließ unser Haus.«

»Du wärst ihm nachgesprungen, wenn ich dich nicht aufgehalten hätte«, sagte Michael. »Du bist ja zerschmolzen vor Mitleid mit dem Bücherwerfer.«

»Es war um elf Uhr nachts am Heiligen Abend«, erinnerte sich Paula. »Draußen hatte es 15 Grad unter Null. Er trug keinen Mantel, nur durchlöcherte dünne Jeans. Geld hatte er auch keines. Wo sollte er denn hin in der kalten Nacht. Ich hatte Angst um seine Gesundheit.«

»Ich hab dir damals gesagt, dass er erwachsen und für sich selbst verantwortlich ist. Aber du hast keine Ruhe gefunden und Silvia meinte schließlich, sie könne sich denken, wo Philipp steckt, in einer WG, die er öfter aufsuchte. Wenn wir ihr die Autoschlüssel gäben, würde sie hinfahren und nachschauen.

Um 12 Uhr fuhr sie los. Um eins war sie wieder da. Sie hatte Philipp in der WG gefunden inmitten einer merkwürdigen Weihnachtsgesellschaft, die im Kreis auf dem Boden hockte, rund um einen Berg aus brennenden Kerzen. Das Zimmer war verqualmt. Es roch nach Haschisch-Zigaretten, die rundum gereicht wurden. Ein glasig dreinschauendes Mädchen mit Zottelfrisur forderte Silvia auf wieder heimzugehen zu Papi und Mami und dem Christkind.

»Ein schrecklicher Heiliger Abend«, sagte Paula.

»Und wir feiern ihn immer noch wie damals«, bemerkte Michael. »Die Tanne und das Christkind in der Bürgerstube. Kindlein und Kerzenrührung, und tausendfach verkitscht prangt das Bild auf Marktplätzen.

Vielleicht sollten wir Weihnachten ganz anders feiern, völlig anders, als einen radikalen Neubeginn. Das war es doch wohl mit diesem Christus. Aber dazu sind wir zu alt, wir beiden.«

»Ist doch schön, der Adventskranz«, sagte Paula und löschte die Kerzen.

XIII

»Gestern hatte ich meine liebe Not mit Konrad«, sagte Paula. »Silvia meinte, ich soll die Hausaufgaben mit ihm machen. Aber er wusste gar nicht was er auf hat. Ich musste es aus seinem Schulheft erraten. Jetzt ist er ein viertel Jahr in der Schule und er nimmt die Sache immer noch nicht ernst. ›Ruft dich denn die Lehrerin nicht auf?‹, fragte ich ihn.
›Nein‹, sagte er. ›Nur die, die sich melden. Ich melde mich nie.‹
›Warum denn nicht?‹
›Ich bin doch nicht blöd.‹
Ich weiß nicht, mit was er sich beschäftigt, wenn die Lehrerin etwas erklärt. Träumen wird er nicht. Er ist ja nicht so verträumt wie du. Vielleicht schwätzt er mit seinem Nachbar. Silvia hat allerdings die Lehrerin gefragt, ob Konrad viel schwätzt. ›Das ist mir nicht aufgefallen‹, meinte sie. Es ist ja nie Ruhe in der Klasse. 26 Kinder und keines ist gewohnt, still zu sitzen, wenn ihm ein Erwachsener etwas sagt. Da können sie nur versuchen, den Lärmpegel einigermaßen erträglich zu halten. Die einzelne Lärmquelle ist kaum mehr auszumachen.‹«

»Vielleicht bastelt er auch vor sich hin«, sagte Michael. »Ich habe merkwürdig gefaltetes Papier in seiner Schultasche gefunden. Jedenfalls scheint er auf seinem Platz sitzen zu bleiben. Philipp hat an seinen ersten Schultagen nicht einmal das geschafft.«

»Mein Gott«, rief Paula, »diese schreckliche Geschichte. Ich hätte sie fast vergessen. Ich musste zur Lehrerin kommen. Sie war die Empörung in Person. Philipp hatte das Klassenzimmer verlassen, als sie kurzzeitig ins Rektorat gerufen worden war. Im Schulhof war er ziellos hin- und hergerannt und erst zurückgekehrt, nachdem die Lehrerin den Unterricht schon geraume Zeit wieder aufgenommen hatte. Zur Strafe musste er ruhig ins Eck stehen. Aber er scharrte dort fortgesetzt mit den Füßen, wie ein unruhiges Pferd, erzählte mir die Lehrerin. ›Ich habe ihn schließlich wieder auf seinen Platz geschickt‹, sagte sie. ›Er hat dabei zornig etwas vor sich hin gebrummt, das ich nicht verstehen konnte. Sein Nebensitzer hat es mir aber verraten. Es ist kaum zu glauben. Er hat mich als ›blöde Sau‹ beschimpft. Das ist mir in meiner zehnjährigen Schulpraxis noch nie passiert, schon gleich nicht von einem sechsjährigen Schulanfänger.‹ Paula ließ die Stimme der Lehrerin vor Empörung überschlagen. Sie lachte über ihre Imitationskunst und Michael stimmte in das Gelächter ein.

»Damals war es mir nicht zum Lachen«, sagte Paula schließlich. »Ich habe mich für meinen Sohn entschuldigt. Es war mir überaus peinlich. Ich habe der Lehrerin versichert, dass solche Ausdrücke in unserer Familie nicht gebraucht und nicht geduldet werden. Philipp müsse dergleichen von Freunden im Kindergarten oder in der Schule aufgeschnappt haben.«

»Wenn er wenigstens ›Blöde Kuh‹ gesagt hätte«, meinte Michael. »Blöde Sau ist doch arg ordinär und der Familie Gantner nicht würdig.«

»Du willst das Ordinäre wohl meiner Familie anlasten«, bemerkte Paula indigniert.

»Gar nichts will ich. Aber du hättest die dumme Kuh von Lehrerin fragen können, warum sie nicht den Nebensitzer als Denunzianten gerügt und bestraft hat. Denn der größte Schuft im ganzen Land, das ist und bleibt der Denunziant.«

»Du mit deinen klugen Ratschlägen. Du hast doch immer mich an die Front geschickt, wenn es brenzlig wurde in der Schule. Ich musste abwiegeln, besänftigen, gut Wetter machen. Der Philipp war ohnehin unten durch bei der Lehrerin und musste das ganze Jahr allein sitzen in einer Bank und hätte es noch ein weiteres Jahr gemusst, wenn die Beleidigte nicht schwanger geworden wäre.«

»Wir hatten noch männliche Lehrer in der Grundschule«, sagte Michael. »Lehrer mit hartem Schritt und Rohrstock. Da verging einem das Davonrennen. Ehrlich gesagt, ich hätte auch kein Bedürfnis danach gehabt, jedenfalls in den ersten Schulstunden. Ich bewundere da den Philipp.

9.30 Uhr und schon so lebendig, dass er in den Hof rennen musste. Bis zehn Uhr war ich in den ersten Schuljahren schlaftrunken.

Ich ging in Deckung hinter meinem Vordermann, einem dicklichen Metzgersohn und träumte. Oft konnte ich nicht unterscheiden, was ich nun geträumt und was sich im Unterricht tatsächlich ereignet hatte. So erzählte ich meinen Eltern skurrile Geschichten. Von einem braunen Käfer, der über meine Bank gekrochen, ins Tintenglas gefallen und dort ertrunken sei. Oder ich arbeitete an merkwürdigen Hausaufgaben, die ich mir selbst im Traum gestellt hatte. Zehn Sätze mit ›Ohrenschützer‹ zum Beispiel.«

»Hat dich denn der Lehrer nicht mit Strafen wachgerüttelt?«, fragte Paula.

»Den Rohrstock brauchte ich nicht zu fürchten. Das hatte ich bald herausgefunden. Der Rohrstock war mehr für die Unterschichtenkinder. Ich wurde allenfalls zur Aufmerksamkeit ermahnt oder leicht am Ohr gezogen. So genannte Hosenspanner hatte vornehmlich der Sohn eines Totengräbers zu erdulden. Er konnte meist überhaupt keine Hausaufgaben vorweisen, behauptete aber, er hätte die geforderten Wörter auf die Schiefertafel geschrieben, sein kleiner Bruder habe sie aber wieder ausgewischt. Das beurteilte der Lehrer, ohne zu zögern, als dreiste Lüge und verordnete fünf Schläge aufs Hinterteil.

Die erste Bank wurde geräumt. Der Delinquent musste sich dort übers Pult legen. Dann nahm der Lehrer Maß. Er spannte die kurzen Hosen mit Daumen und Zeigefinger der linken Hand probeweise an, holte mit dem rechten Arm aus, bremste den Schlag jedoch knapp über dem Gesäß und berührte dies nur ganz leicht. Er tätschelte es sozusagen. Dann entspannte er den Hosenboden nochmals, ermahnte den Delinquenten zu Reue und Besserung und drohte im Wiederholungsfall sechs bis acht Schläge an. Schließlich spannte er den Hosenboden erneut für den Ernstfall. ›Eins‹ zählte er und ließ den Rohrstock ungebremst niedersausen. Der Delinquent seufzte leicht, heulte jedoch nicht. ›Wer nicht hören will muss fühlen‹, verkündete der Lehrer und setzte die Prozedur gemächlich fort, bis der fünfte Schlag appliziert war. Zu meiner Schande muss ich gestehen, wir haben unseren Mitschüler, ich glaube, er hieß Joseph, was recht gut zu seiner Dulderrolle passte, nicht bemitleidet und nicht getröstet. Er war der Sündenbock und das hatte seine Ordnung. Solange er seinen Hintern hinhielt, war der unsere nicht in Gefahr. Heute kann ich mich in die Rolle des armen Joseph versetzen und mir schaudert bei der Vorstellung, was dieses Kind zu erleiden hatte. Kinder sind grausam. Ich glaube, das Mitleid ist nicht angeboren. Es bedarf einiger kultureller Anstrengungen, um es wachsen zu lassen.«

»Wir haben unsere Kinder ohne Schläge erzogen«, sagte Paula, »obwohl dein Vater uns ständig vorhielt, der Philipp mit seiner Aufsässigkeit, seiner Frechheit und seinem Dickkopf schreie geradezu nach dem Rohrstock. Ihm müssten nachdrücklich Grenzen gesetzt werden.«

»Ich würde da unterscheiden«, wandte Michael ein. »Strafe darf das Kind nie entwürdigen. Prügelstrafe als planmäßig vollzogene Aktion ist – wie bei dem armen Joseph – immer entwürdigend. So etwas hätte ich meinen Kindern nie zugemutet. Es gibt aber Situationen herausfordernder Frechheit, in denen eine Ohrfeige wie ein reinigendes Gewitter wirkt. Beide Seiten sind dann erleichtert und entspannt und können ohne emotionalen Stau wieder aufeinander zugehen. Da ist keine Würde angekratzt, weit weniger jedenfalls als mit schlagfreien Strafaktionen, die versprochene Freuden versagen oder die gewohnte Freiheit einschränken.«

»Na ja«, sagte Paula, »hin und wieder hast du Philipp solche Gewitterreinigungen schon angedeihen lassen.«

»Selten, vielleicht zu selten«, meinte Michael. »Das hat ihn übrigens nicht daran gehindert, im Beschwerdeverfahren über seine Wehrdienstverweigerung zu behaupten, er sei völlig gewaltfrei erzogen worden.«

»Ach ja«, fiel Paula ein. »Die Wehrdienstverweigerung war auch so ein Drama. Ich muss gestehen, ein wenig Schadenfreude empfand ich schon, als die erste Instanz die Verweigerung nicht anerkannte und Philipp zum Frisör eilte, um sein schulterlang wallendes Haar in militärische Kürze stutzen zu lassen. Er sah so gesund und frisch aus wie seit langem nicht mehr.«

»Groß kann deine Schadenfreude nicht gewesen sein«, meinte Michael. »Du hattest sofort Mitleid mit dem Soldaten wider Willen und meintest, ich müsste als Anwalt doch Wege finden, um Philipp in der Beschwerdeinstanz durchzubringen. Wie immer, hab' ich dir nachgegeben. Ich fand einen Kollegen, der sich auf Wehrdienstverweigerer spezialisiert hatte. Zusammen mit Philipp besuchte ich ihn. Die Einrichtung seiner Kanzlei war vornehmer als meine, voll gestopft mit Antiquitäten. Das Geschäft schien zu blühen. Er betrieb eine Art Repitorium für Gewissensprüflinge. Eine umfangreiche Sammlung von Prüfungsfragen, die ihm seine Mandanten zurückgemeldet hatten, diente als Übungsmaterial.

Wie macht man glaubhaft, dass es das Gewissen ist, das einem am Waffendienst hindert? Für religiöse Sektierer – wie die Zeugen Jehovas – war der Nachweis einfach. Bei ihnen ist das Gewissen durch Vorschriften geregelt, die nachprüfbar sind. Politische Überzeugungen zählen nicht. Sie gründen nicht auf Gewissenserforschung, meinten die Prüfer und bewiesen damit Realitätssinn.

Philipp hatte in erster Instanz auch mit dem Bekenntnis, ein Vegetarier zu sein, kein Glück. Das grässliche Erlebnis einer Schweinemetzgerei, habe ihn zur Fleischlosigkeit bekehrt. Die Prüfer ließen die Gleichsetzung von Schlachthaus und Schlachtfeld nicht gelten. Tötung aus Vaterlandsliebe, meinten sie, stehe auf ganz anderem ethischen Niveau als Tötung aus Fresslust. Wenn nicht Mennonit, Quäker oder Zeuge Jehovas, sagte der Anwalt, müsse man ein politisch unverdächtiges, ethisch hoch stehendes Vorbild nennen. Albert Schweitzer habe sich da bei der zuständigen Beschwerdekammer gut bewährt. Ehrfurcht vor dem Leben und so. Noch nichts von Schweitzer gelesen? Macht nichts. Er habe eine Sammlung einschlägiger Zitate angelegt, sagte der Anwalt. Nicht mehr als zwei Seiten, die empfehle er auswendig zu lernen.

Im Übrigen müsse man auf Fangfragen vorbereitet sein. Beliebt sei die Story von der Vergewaltigung der Schwester. Wüstlinge haben sie überfallen und sind dabei, sie zu vergewaltigen. Sie kommen dazu. Wie verhalten Sie sich? Als Pazifist, denkt man, darf ich nicht zuschlagen. Also versuche ich dem Wüstling ins Gewissen zu reden. Völlig unglaubhaft, reine Heuchelei, meinen die Prüfer. Nothilfe darf und sollte auch ein überzeugter Pazifist leisten. Also zuschlagen, sonst fallen Sie durch.

In der mündlichen Verhandlung vor der Beschwerdekammer war Philipp großartig. Der Leisetreter in Person. Kaum zu verstehen vor Schüchternheit. Schon als Kind habe er jegliche Gewalt verabscheut. Keine Raufereien, kein Vandalismus. Spinnen, Schnaken, Fliegen in der Wohnung habe er nicht erschlagen, sondern im Garten ausgesetzt. Gewaltlosigkeit auch bei den Eltern. Keine Schläge, nur Diskussionen. Vertrauen auf die besseren Argumente.

Die Herren von der Beschwerdekammer sahen mich mitleidend an. Aber ich nickte eifrig mit dem Kopf. Dann kam der geistige Überbau. Mit 16 die Entdeckung von Albert Schweitzer. Zitate aus dem Kopf in stattlicher Zahl. Die Herren waren offensichtlich beeindruckt. Vielleicht dachten sie auch, ein brauchbarer Soldat wird der nie. Jedenfalls gaben sie der Beschwerde statt.

Philipp jubelte nicht. Er sagte, immer noch leise: ›Mein Gott, war das ein Stress. Man sollte alle Prüfungen wegen Verstoßes gegen die Menschenwürde verbieten, Schulprüfungen, Hochschulprüfungen, Gewissensprüfungen, alle!‹

Bei den Gewissensprüfungen gab ich ihm recht. Die machen, wie eben zu erleben war, keinen Sinn.

Am nächsten Tag erhielt ich eine Rechnung von meinem Kollegen über 700 DM für eine Stunde Gewissenstraining.«

»Ja«, sagte Paula, »was uns der Bub Geld gekostet hat. Und dann verschwindet er spurlos. Wo bleibt da der Dank?«

Abends blätterte Michael wieder einmal in Mörike-Gedichten. Da hat doch der Elfjährige zu Ehren seiner Eltern gereimt:

> Ich will durch mein ganzes Leben
> mit Gehorsam sie erfreun,
> täglich will ich mich bestreben:
> ihrer Liebe wert zu sein!

Waren das Zeiten, dachte Michael. Aber ein Neurotiker ist er schon geworden bei so viel Untertänigkeit.

XIV

»Silvias Ehrgeiz treibt doch merkwürdige Blüten«, sagte Michael. »Jetzt lässt sie den vierjährigen Ralph Cello lernen. ›Das passt so gut zu ihm‹, meint sie. ›Er hat so etwas Rundes, Stämmiges, Zugreifendes an sich, so etwas von einem kleinen Bären. Auch isst und trinkt er mit Leidenschaft. Geige wäre da nicht das richtige, viel zu ätherisch. Der volle dunkle Ton des Cellos, der üppige Leib, das müsste passen.‹

Ein Sechzehntel-Cello hat sie gemietet und einen runden stämmigen Cellolehrer dazu. Ich hab' den kleinen Ralph neulich beim Üben beobachtet. Er saß auf einem Schemel, den glänzenden Holzleib fest zwischen den Knien, machte ein fröhlich entschlossenes Gesicht und griff mit der rechten Hand beherzt in die Saiten, das heißt, er zupfte sie oder besser gesagt, er riss sie an, was ihm offensichtlich Spaß machte. Dem Bogen allerdings leistet er Widerstand, wie mir Silvia berichtet. Ihn zwischen den Daumen und den übrigen Fingern zu balancieren, und das nicht zupackend, sondern locker, findet er ›ätzend‹ und ihn dann noch gerade über die Saiten zu führen ›einfach blöd‹.

Als Proteste nichts halfen, muss er sich zur Sabotage entschlossen haben. Jedenfalls packte er in der nächsten Cellostunde mit unschuldiger Miene den Bogen aus. Der zeigte einen durchgehenden Riss am Frosch und konnte nicht mehr gespannt werden. Er wisse von nichts, erklärte Ralph, nach den Ursachen befragt, und beschränkte sich wohlgestimmt die ganze Stunde aufs Zupfen. Aber der Bogen kehrte wieder, frisch geleimt. Seitdem hat sich Ralph in sein Streicherschicksal ergeben.«

»Hast du nicht in deiner Kindheit einmal Geige gelernt und das später aufgegeben?«, fragte Paula.

»Allerdings«, sagte Michael, »darum kann ich ja Ralphs Leiden nachfühlen. Dabei ist die Geige noch ein weit unhandlicheres Instrument als das Cello. Man hat es nicht bequem zwischen den Knien, sondern klemmt es zwischen Unterkiefer und Schulter, was allein schon eine höchst naturwidrige, hautreizende Angelegenheit ist. Setzt der Cellist die Finger bequem nach vorne auf die Saiten, muss sie der Geiger gleichsam um den Geigenhals wickeln, um sie auf die Saiten zu biegen. Dazu kommt die Akrobatik mit dem Bogen. Kurzum, es bedarf der Körpergeschicklichkeit eines Artisten, um ein kleiner Paganini zu werden. Mir hat das nicht gelegen.

Die Umstände waren auch nicht die günstigsten. Gruppenunterricht wurde von der Schule kostenlos angeboten. Die Chance muss genutzt werden, meinte mein Vater als sparsamer Beamter. Also stellte ich mich mit sieben weiteren Knaben im Kreis auf, rund um den kahlköpfigen Musiklehrer unseres Gymnasiums. Die Anfangsschwierigkeiten waren zweifacher Natur. Zum einen konnten wir mit dem Bogen auf den vier Saiten nur kratzende oder schabende Geräusche hervorrufen, keineswegs aber Wohlklang. Zum andern trafen unsere Finger auf den Saiten nicht die richtige Tonhöhe, jedenfalls nicht auf Anhieb. Wir mussten uns nach Gehör heranwackeln, jeder auf seine Art, mit unterschiedlichem Geschick und Erfolg. Der Kahlköpfige ertrug das dissonante Geschabe mit stoischer Ruhe. Nicht die zarteste Zornesröte überzog seine stets bleiche Kopfhaut.

Max Rapolder allerdings, ein Schüler von hagerer Gestalt, überschritt seine Toleranzgrenze. Er griff stets etwa einen halben Ton zu tief, wackelte sich jedoch nicht nach oben, um den restlichen Sieben nahe zu kommen, sondern beharrte auf seiner Höhe, die er für zutreffend hielt. Nach mehrfachen vergeblichen Belehrungen, riet ihm der Musiklehrer, das Geigenspiel aufzugeben.

Das rief die Eltern Rapolder auf den Plan, einfache Leute, er als Heizer, sie als Zugehfrau tätig. Die Geige für den Max hatten sie sich vom Mund abgespart. Sie waren sehr stolz, dass ihr Sohn ihnen bereits mehrfach ›Ein Männlein steht im Walde‹ vorgeschabt hatte. Unsaubere Töne hatten sie nicht gehört. Man könne ihren Max doch nicht ausschließen, nur weil er armer Leute Kind sei, sagten sie dem Musiklehrer. Schließlich gehörten wir alle zur Volksgemeinschaft wie sie unser Führer geschaffen habe.

Die Kopfhaut des Musiklehrers blieb auch bei diesem Angriff ungerötet. Ein Einbeiniger kann nicht Fußball spielen, sagte er, und ein Kind ohne musikalisches Gehör nicht Geige. Da helfe auch die Volksgemeinschaft nicht weiter.

So musste Max Rapolder dem Kreis der Geigenknaben fernbleiben. Ich hab' ihn darum beneidet.

Mir brachten erst amerikanische Truppen die Befreiung. Eine amerikanische Sanitätseinheit besetzte 1945 vorübergehend unsere Wohnung. Als sie abzog, war auch meine Geige weg. Mein Vater kaufte keine neue.«

»Philipp haben wir mit dem Klavier gequält«, sagte Paula. »Musikalische Bildung gehört zur Familientradition. Unmusikalisch war er eigentlich nicht, unser Philipp. Er hatte ein Gefühl für Rhythmus und Phrasierung. Aber er wollte nicht üben. Der Erfolg hätte ohne Anstrengung kommen sollen. Die Klavierlehrerin, eine Matrone von großer Geduld und Gutmütigkeit, lobte jede Andeutung von Fortschritt. Schließlich musste sie sich zur Wahrheit bekennen und schrieb mit ihrer zierlich-runden Schrift ins Aufgabenheft: ›Philipp hat wieder nicht geübt‹ oder gar ›Philipp war faul‹.

Einmal im Jahr vor den großen Ferien veranstaltete die Matrone in ihrem gutbürgerlichen Wohnzimmer ein Vorspiel. Alle Stühle aus dem kleinen Reihenhaus holte sie zusammen, borgte sich noch einige von der Nachbarin und stellte sie in Reihen vor dem Flügel auf.

Da saßen dann wir Mütter in Tuchfühlung, litten unter Hitzestau und banger Erwartung. Schülerinnen und Schüler waren sonntäglich gekleidet und sorgfältig gekämmt. Nur Philipp hatte hartnäckig darauf bestanden, seine alten Jeans mit dem Knieloch anzuziehen. Er sollte den Wilden Reiter aus dem Album für die Jugend von Schumann spielen. Seit einem halben Jahr übte er daran in jeder Klavierstunde, zu Hause nie. Den Reiter wild zu nennen, ist ja eine biedermeierliche Übertreibung. Er trabt recht friedlich auf und ab, erst mit der rechten Hand, dann mit der linken und schließlich wieder mit der rechten. Mit der linken ritt Philipp in neun von zehn Versuchen in den Graben. Ich wusste das und betete um die zehnprozentige Chance. Philipp verbeugte sich brav, ehe er sich an den alten Bechstein setzte. Er hatte einen dunkelroten Kopf, was nichts Gutes verhieß. Mit der Rechten nahm er alle Hürden, aber mit der Linken stolperte er prompt. Dann kam das Überraschende, der unerwartete Befreiungsschlag. Das brave, biedermeierliche Kinderpferdchen ging mit seinem Reiter durch, galoppierte in wilder Jagd querfeldein. Philipp pritschte mit beiden Händen auf den alten Flügel, laut und atonal, die Tastatur hinauf und wieder hinunter. Dann sprang er auf und rannte davon. Das Album für die Jugend ließ er auf dem Flügel zurück. Es war mir alles entsetzlich peinlich. Zwanzig Mütter um mich herum starrten mich an wie eine Verbrecherin. Ich ging zur Klavierlehrerin und stammelte Entschuldigungen. Sie war eine ganz gütige Matrone, sagte, ich solle mich beruhigen. Philipp sei eben für das Klavier nicht geeignet. Vielleicht wolle er Posaune blasen oder das Waldhorn, Klavierunterricht jedenfalls mache keinen Sinn.«

»Na ja, Blechbläser ist er auch nicht geworden«, sagte Michael. »Aber über die Klavierklimperer hat er sich fortan mokiert, blutleere Adepten einer bürgerlichen Hochkultur, die längst abgeblüht ist, meinte er. Pop und Rock, das sei die Musik unserer Zeit. Da stecke Leid und Kraft der unterdrückten schwarzen Unterschicht Amerikas drin. Damit könne man sich im eigenen Protest identifizieren. Und fortan tönte der Radiorekorder mit Beat und Rock, mühelos auf Knopfdruck.«

»Vielleicht ist er inzwischen altersweise und hört Mozart, irgendwo in der Welt«, bemerkte Paula.

»Vielleicht, wenn er noch lebt«, sagte Michael und ging an seinen Schreibtisch zu Mörike.

XV

Jetzt im Frühjahr tranken sie ihren Tee oft draußen auf der Terrasse. Über den runden weißen Holztisch hatte Paula eine zitronengelbe Decke gelegt. Auch die Sitzkissen auf den weißen Stühlen waren in dem leichten Gelb überzogen. »Das bringt Heiterkeit in den Garten«, sagte Paula.

Der Garten war nicht groß. Aber er bot genügend Platz für Blumenbeete und ein paar Bäume. Seitdem Michael nicht mehr in die Kanzlei ging, häckelte er gern in den Beeten, stach mit dem Spaten die Kanten, pflanzte neue Rosensorten und zupfte jedes Gräslein heraus, das sich zwischen den Rosen ansiedelte. Unter den Bäumen liebte er besonders einen kleinen Apfelbaum, der im Frühjahr mit weißer Blütenpracht viel versprach, dann aber nur wenige Früchte zur Reife brachte, die sich obendrein mit herber Säure dem Genuss entzogen.

Dieses Jahr hatte eine Amsel ihr Nest in die oberen Zweige des Baums gebaut. Paula und Michael sahen sie sitzen und brüten. Hin und wieder flog sie für kurze Zeit weg, um sich Nahrung zu holen. Schließlich rührte sich Leben im Nest. Die Amsel steigerte den Flugbetrieb, hatte zu tun, um die rosigen Schnäbel zu stopfen, die sich ihr entgegenstreckten. Jetzt tauchte auch der Vater auf, leistete seinen Unterhaltsbeitrag, schleppte Wurm um Wurm heran, um die Brut flügge zu füttern.

Wie die Kleinen das Fliegen lernen, das hätten Paula und Michael gerne beobachtet. Aber da hätten sie früher aufstehen müssen. Eines Morgens um neun, als Michael auf die Terrasse hinaustrat, war das Nest leer. Bei genauerem Hinsehen erblickte er etwa eine Hand breit vom Nest entfernt, eine kleine Amsel, die bewegungslos auf dem Ast saß. Sie piepste leise vor sich hin.

Zur Teestunde saß sie immer noch an derselben Stelle. »Offenbar sind Amselmütter wie Rabenmütter«, sagte Paula. »Die ist einfach mit den mutigen Kindern weggeflogen und hat die ängstliche Kleine zurückgelassen. Niemand bringt ihr Nahrung. Sollten wir sie nicht zu füttern versuchen?«

Michael riet abzuwarten, wie es seine Art war. »Natur hilft sich selbst«, meinte er. »Eingriffe richten nur Unheil an.«

Plötzlich flog die eben gescholtene Mutter heran, setzte sich aber nicht neben ihr ängstliches Kind, sondern etwa zwei Meter entfernt auf einen benachbarten Pflaumenbaum. Dort hielt sie den Kopf schief und sah unverwandt zu ihrem Kind hinüber. Zuweilen antwortete sie auf sein Piepsen mit einem Flötentriller, als wollte sie ihm Mut zusprechen. Das ging so eine halbe Stunde. Dann flog die Mutter ungerührt davon.

Wieder war Paula empört und riet zu einer Hilfsaktion. Michael zögerte.

Es war eine weitere halbe Stunde vergangen, als das ängstliche Amselkind aufhörte zu piepsen und zu einer kräftigen, aufwärts schwingenden Kantilene ansetzte, als wäre ihm von irgendwoher Kraft und Selbstvertrauen zugeflossen. Dann hob es seine kurzen Flügel, flatterte hastig und unbeholfen, plumpste aber nicht auf die Erde, sondern hielt sich in der Luft und erreichte den nahen Pflaumenbaum, auf dem seine Mutter gesessen hatte. Dort ruhte es eine Weile, pfiff nochmals kräftig und selbstbewusst und verschwand dann in Nachbars Garten.

»Siehst du«, sagte Michael, »abwarten, das Leben sich entwickeln lassen, nicht so viel helfen und eingreifen, das wäre vielleicht auch für unsere Kinder bekömmlicher gewesen.«

»Vor allem für deine Bequemlichkeit«, gab Paula zurück.

Michael ging auf diese Bemerkung nicht ein. Er wechselte das Thema. »Ich hab' dir noch gar nicht von einer merkwürdigen Begegnung erzählt, die ich heute Mittag hatte, sagte er. »An der Kasse beim Tengelmann stand vor mir eine jüngere Frau, so um die vierzig, deren Gesicht mir bekannt vorkam. Ich wusste aber nicht, wo ich sie hintun sollte. Ihr schien es ähnlich zu gehen. Jedenfalls schaute sie immer wieder zu mir zurück. Schließlich wartete sie auf mich, nachdem sie gezahlt hatte. Offenbar war sie vor mir in ihrem Gedächtnis fündig geworden. ›Entschuldigen Sie‹, sagte sie, ›sind sie nicht Herr Gantner, Philipps Vater?‹ Da wusste auch ich dieses Gesicht einzuordnen. Das hager-knochige Mädchen mit der auffallenden Zahnlücke und den strähnig herunterhängenden, rot gefärbten Haaren, das immer um den Philipp herumtanzte, damals in Wackersdorf vor 15 Jahren, kannst du dich an die erinnern? Wir sagten noch zueinander, das wird doch nicht seine Lebensgefährtin werden? Na ja, eine Schönheit ist sie inzwischen auch nicht geworden. Aber sie hat keine Zahnlücke mehr und ihre Haare sind nicht mehr rot, sondern dunkelbraun gefärbt und kurz geschnitten.

Ob ich Verbindung zu Philipp hätte, fragte sie. Es stellte sich heraus, dass sie auch seit über zwölf Jahren den Kontakt zu ihm verloren hatte. Ich lud sie zu einer Tasse Kaffee in das Straßencafé schräg gegenüber ein. In der Wackersdorfer Zeit habe sie mit Philipp und vier anderen jungen Leuten in einer Wohngemeinschaft gewohnt, erzählte sie. Ziemlich radikal seien sie damals gewesen und im Schwarzen Block bei den Autonomen mitmarschiert. Aber gegen Ende der Wackersdorfer Zeit, sagte sie, habe Philipp immer mehr das Interesse am antikapitalistischen Kampf verloren. ›Er redete viel von Psychologie, besuchte auch irgendeinen psychotherapeutischen Kurs. Friede in der Gesellschaft ist nur möglich, wenn jeder seinen eigenen inneren Frieden gefunden hat, meinte er. Schließlich interessierte er sich für die Bhagvan-Bewegung. Ein Bild von diesem bärtigen Guru, den er Osho nannte, hing in seinem Zimmer. Wir hatten zwei überzeugte Marxisten in der WG, die stritten viel mit ihm, sagten, er flüchte aus dem politischen Kampf gegen den Klassenfeind in die typisch deutsche Innerlichkeit, betreibe fernöstliche Nabelschau. Wo die hinführe, könne man ja an den sozialen Verhältnissen in Indien sehen! Unbeschreibliches Elend der Massen in den Slums von Kalkutta, die dies alles schicksalergeben hinnehmen. Man vergleiche damit den wachsenden Wohlstand im kommunistischen China. Die Chinesen schauten nicht auf den Nabel sondern nach vorn und nähmen ihr Schicksal in die Hand. Die Streitereien in unserer WG wurden immer heftiger und schließlich zog Philipp aus. Er nahm auch nicht mehr an den Aktivitäten unserer autonomen Gruppe teil. Ich hab' ihn völlig aus den Augen verloren. Vielleicht ist er nach Poona gegangen. Manchmal hat er auch von

Südamerika gesprochen und dass es sich da vielleicht noch lohne, für die Befreiung der Armen einzutreten. Und manchmal hatte er so poetisch-verträumte Anwandlungen. Dann schwärmte er vom Leben in einem Zirkus. Als Clown wollte er dort auftreten und viele, viele Kinder zum Lachen bringen. In solchen Momenten hab' ich ihn gern gemocht.‹

Das waren die Erzählungen der Dame mit der reparierten Zahnlücke. Barbara Kniebeck heißt sie, oder so ähnlich. Ich hab' ihre Telefonnummer aufgeschrieben.«

»Na ja«, sagte Paula, »das ist alles über zehn Jahre her, was die Dame von Philipp zu berichten weiß. Immerhin spricht es nicht für den Beginn einer Terroristenlaufbahn, eher für zunehmende Innenschau und Friedfertigkeit.«

»Schon«, sagte Michael, »über uns hat sich Philipp bei dieser Kniebeck allerdings auch ausgelassen. Das musste sie bei mir noch anbringen, zum Dank für den Kaffee.

Warum er sich denn so radikal von seinen Eltern getrennt habe, wollte sie von Philipp wissen. Die kennen keine Gegenwart, habe er geantwortet. Die leben nur in der Vergangenheit, in ihrer bürgerlichen Tradition und in der Zukunftsangst. Was soll aus dir werden? Wovon wirst du leben? Wie bist du abgesichert gegen Krankheit, Alter und Gebrechlichkeit? Das sind ihre Fragen und Probleme. Zwei Generationen beamteter Lehrer und Bahnverwalter und dann ein Anwalt, eingezwängt zwischen Paragraphen, da ist die Lebenslust verloren gegangen.

›Aus dieser Zwangsjacke musste ich raus‹, soll Philipp gesagt haben. ›Leben ohne Rücksicht auf gestern und morgen und wenn es gelebte Verrücktheiten sind.‹

So etwa hat die Dame mit der reparierten Zahnlücke die Weisheiten unseres Sohnes wiedergegeben.«

»Sehr liebenswürdig«, sagte Paula. »Vielleicht könnten wir uns die Weisheiten zu Herzen nehmen und uns endlich nicht mehr den Kopf darüber zerbrechen, was aus Philipp geworden ist, wo er denn stecken mag, im Ashram oder im Zirkus. Ich hab' dir schon öfter gesagt, wir sollten nicht mehr über Philipp reden. Aber du fängst immer wieder davon an.«

»Ich denke, du redest so gern von ihm«, sagte Michael verärgert. Er ging ins Haus, setzte sich an seinen Schreibtisch und beobachtete durch das große Fenster, wie die Dämmerung den Garten zu löschen begann. Am Zaun sah er die Amsel mit der ängstlichen Kleinen im Gras nach Würmern picken. Die Kleine machte es ihrer Mutter nach. Sie ist doch keine Rabenmutter, dachte Michael.

XVI

»Wie war denn dein Ausflug mit Konrad in die Oper gestern Abend«, fragte Paula. »Du hast mir noch gar nichts davon erzählt.«

»Dieser Operneinstand mit Humperdinks Hänsel und Gretel«, sagte Michael, »ist ja nun schon Familientradition. Gestern mit Konrad, vor 20 Jahren mit Philipp. Vielleicht gäbe es besseres, dem Kind die Opernwelt zu öffnen. Der Brei ist doch recht dick, den Humperdink im Orchester anrührt, mehr für Wagners Teutonenschwere als für kindliche Liederseligkeit geeignet.

Konrad jedenfalls hat die Ouvertüre nicht gefesselt. ›Wann geht denn endlich der Vorhang auf?‹ hat er mich fünf Mal gefragt. Philipp war damals stiller. Er ist nur unruhig hin- und hergerutscht auf seinem Stuhl, so unruhig, dass ich Angst hatte, er hätte vergessen vor der Vorstellung auf die Toilette zu gehen. Gesagt hat er gar nichts.

Als der Vorhang aufging und Hänsel und Gretel auf der Bühne standen, fragte Konrad: ›Sind die Kinder echt?‹ Ich wusste zunächst nicht, was er meint. ›Das sind doch keine echten Kinder‹, wiederholte er.

›Nein‹, sagte ich, ›das sind Erwachsene, die Kinder spielen.‹

›Warum spielen nicht Kinder die Kinder‹, stieß Konrad nach.

›Weil es für Kinder zu schwer wäre, diese Partien zu singen‹, sagte ich.

›Kinder können auch singen‹, entgegnete Konrad und begann die Kinderlieder mitzusummen. Die neben und hinter uns saßen, zischten verärgert. Ich ermahnte Konrad, still zu sein und zuzuhören. Wir könnten uns dann in der Pause unterhalten. Philipp hatte demgegenüber die erwachsenen Sängerinnen als Kinder hingenommen, ohne sie zu hinterfragen. Er hat als Kind überhaupt nichts hinterfragt. Nie wurden wir mit dem klassischen

›Warum?‹ des Vorschulalters geplagt. Dafür war das Hinterfragen dann seine Leidenschaft in der Apo-Zeit.«

»Der zweite Akt im Wald hat Konrad doch sicher sehr beeindruckt«, mischte sich Paula ein. »Das Abendgebet der Kinder, mit der zu Herzen gehenden Melodie, der Auftritt des Sandmännchens, das ihnen die Augen schließt, und der Traum von den Engeln, die ihren Schlaf bewachen. Philipp hat mir damals sehr angerührt davon erzählt. Er hatte Mitleid mit den verlorenen Kindern im Wald und wollte sie behütet wissen.«

»Konrad bemerkte nur trocken, es gebe kein Sandmännchen. Das wisse er sicher. Die Augen fielen von selbst zu. Und beim Engelstraum flüsterte er mir zu: ›Wann kommt endlich die Hexe?‹ Das Böse ist eben interessanter als das Gute. Ich musste Konrad auf die Zeit nach der Pause vertrösten. In der Pause lief ich mit ihm durch die prächtigen Säle des Foyers und erzählte ihm etwas von dem König, der solche Pracht bauen ließ. Aber er sagte, er habe Durst und wolle Limonade und die gebe es unten im Tiefgeschoss. Er nahm dann noch eine Tüte Gummibärchen von Haribo dazu.

Nach der Pause beeindruckte ihn am stärksten der Hexenritt auf dem Besen, aus dem Schornstein hoch durch die Luft und wieder zurück. Er wollte wissen, wie das geht und war recht zufrieden, als er erfuhr, dass der Besen nicht von Zauberkraft sondern von stabilen Drähten in der Luft gehalten wird. Bedenken gegen die Verbrennung der Hexe bei lebendigem Leib haben weder Konrad noch der spätere Pazifist Philipp geäußert.«

»Alt und hässlich verbinden Kinder eben mit böse und das Böse wollen sie vernichtet sehen«, bemerkte Paula. »Kürzlich bin ich mit Konrad einem alten buckligen Mann begegnet, der am Stock ging. Der Alte sprach Konrad an, versuchte mit ihm zu scherzen. Konrad wandte sich brüsk ab und lief davon. Von mir zur Rede gestellt, sagte er: ›Der Mann ist hässlich.‹ Natürlich hab' ich ihm ins Gewissen geredet. Aber als wir dem Alten ein zweites Mal begegneten, lief er wieder davon.«

»Da werden wir bei Kindern auch bald keine Chance mehr haben«, sagte Michael.

»Du schon«, spottete Paula. »Schließlich gibt es so etwas wie innere Schönheit. Die überstrahlt sämtliche Runzeln, Zahnersatz und Kahlkopf. Du hast innere Ruhe, Ausgeglichenheit und Harmonie, und was ist Schönheit anderes?«

»Und du, Spottdrossel«, gab Michael zurück, »hast Vitalität, bist noch schneller als ein Kind, kannst kindlich staunen mit großen runden Augen und was ist Jugendlichkeit anderes?«

»Danke für die Blumen«, sagte Paula. »Und ehe du weiter aufschneidest, geh' lieber zu deinem bescheidenen Mörike und versuch ihn zu ergründen.«

Am Schreibtisch blätterte Michael wieder in den Gedichten. ›Um Mitternacht‹ las er zum wiederholten Male.

> Gelassen stieg die Nacht ans Land,
> Lehnt träumend an der Berge Wand,
> Ihr Auge sieht die goldne Waage nun
> Der Zeit in gleichen Schalen stille ruhn;
> Und kecker rauschen die Quellen hervor,
> Sie singen der Mutter, der Nacht ins Ohr
> Vom Tage,
> Vom heute gewesenen Tage.

> Das uralt, alte Schlummerlied,
> Sie achtet's nicht, sie ist es müd;
> Ihr klingt des Himmels Bläue süßer noch,
> Der flüchtgen Stunden gleichgeschwungnes Joch
> Doch immer behalten die Quellen das Wort,
> Es singen die Wasser im Schlafe noch fort
> Vom Tage,
> Vom heute gewesenen Tage.

»Verse von vollendeter Schönheit«, dachte Michael. »Durchaus auf einer Ebene mit Goethes besten Gedichten. Wo hat er es wohl hergenommen, dieser kleine Landpfarrer? Nicht einmal der Betreuung seiner Gemeinde war er gewachsen. Als hochgradiger Hypochonder verbrachte er in Cleversulzbach ganze Tage im Bett, ohne dass ihm etwas Ernsthaftes fehlte. Predigten ließ er sich von seinem Freund Hartlaub schicken. Benachbarte Amtsbrüder mussten ihn vertreten, während er in zahlreiche Kururlaube flüchtete. Zeitweilig wurde ihm ein Pfarrgehilfe beigesellt, um die Dorfgemeinde von 600 Seelen zu versorgen. Wieder auf sich gestellt, bat er mit 39 Jahren um seine Pensionierung. In seinem alleruntertänigsten Gesuch an den König von Württemberg klagte er über ein allgemeines Schwächegefühl, das sich bei jeder Art von länger fortgesetzter Anstrengung, vornehmlich bei der physisch-geistigen, der öffentlichen Rede, zeige. Vermehrter Blutandrang nach dem Kopfe, Schwindel, Kopfschmerz, ein heftiges, nicht selten die Sprache hinderndes Herzklopfen und gegen das Ende ein auffallender Nachlass der Kräfte seien die Anzeichen, die seine kirchlichen Verrichtungen teils begleiteten, teils ihnen folgten, schrieb er an seinen König. Wegen andauernder Krankheitsumstände wurde der junge Geistliche mit einem jährlichen Ruhegehalt von 280 Gulden von seinem Amt befreit. Welch rücksichtsvoller Umgang mit einem hypochondrischen Poeten in rauen Zeiten!

Scheitern im Beruf, Scheitern auch in der Liebe. Keine Frau von Stein. Auch keine befreiende Sinneslust in Rom. Ein wenig sündhaftes Naschen bei der zigeunerhaften Meyer Maria aus Schaffhausen, uneheliches Kind einer Metzgerstochter, die wegen ihres hurenhaften Wandels etliche Jahre in Zucht- und Arbeitshäusern verbracht hatte. Dann nur noch prosaische Biederkeit. Verlöbnis mit der gar zu einfältigen Pfarrerstochter Luise Rau, die sich nach vier Jahren von ihm trennt, weil sie die Hoffnung aufgegeben hatte, ihr Eduard könnte ihr eine gesicherte Existenz bieten. Immer wieder Flucht zurück zur Mutter und zur Schwester Klara. Mit 48 Jahren der Versuch einer Ehe zu dritt, mit dem 14 Jahre jüngeren Waisenkind Gretchen Speeth und Schwester Klara. Im Kampf der beiden Frauen siegte schließlich die Schwester, obwohl Gretchen ihm zwei Töchter geschenkt hatte. Qualen einer zerrütteten, sich unaufhaltsam zersetzenden Ehe. Die Todeskrankheit wird allein von Schwester Klärchen überwacht.

Keine Ausflüge in die weite Welt, keine Bildungsreisen. Immer im Schwabenland: Ludwigsburg, Urach, Tübingen, Oberboihingen, Pflummern bei Riedlingen, Plattenhardt, Ochsenwang, Cleversulzbach, Bad Mergentheim und als Gipfel der Weltläufigkeit: Stuttgart. Keine Bildüberflutung von außen. Doch das sensible

Nervengeflecht nimmt jeden noch so kleinen Reiz auf und verwandelt ihn in feine, zuweilen auch mächtige Schwingungen. So werden aus den Atemzügen der spröden Luise die eines Engels und der so Beglückte hört aus der Gottheit nächtgen Ferne die Quellen des Geschicks melodisch rauschen. Auf der rauen Alb steigt die Nacht ans Land, ruht die goldene Waage der Zeit. Und dann dieser schwebende Rhythmus der keck rauschenden Quellen, die vom heute gewesenen Tag singen, diese sprudelnde Leichtigkeit, Wo nur nimmt er sie her auf kargem schwäbischen Boden? Wie viel macht er aus wenig«, dachte Michael, »und wie wenig machen wir aus viel.«

XVII

Der Teestunde ging die Zeitungslektüre voraus. Oft gab sie Anregungen für das Gespräch.

»Da hab' ich doch eben gelesen«, sagte Michael, »es sei erstaunlich, dass der Mensch seine Reproduktionsfähigkeit um so viele Jahre überlebt. Was bezweckt die Natur damit, wo sie Arterhaltung doch als vornehmlichen Daseinszweck postuliert? Der Verfasser des Artikels löst das Rätsel auf pfiffige Weise. Nach Eintritt der Menopause, meint er, dient die Frau der Arterhaltung als Oma. Schließlich ist der Mensch ein extremer Nesthocker. Er muss gefüttert, gepäppelt, erzogen werden, fast bis zum 30. Lebensjahr. Dazu reichen die Kräfte einer Mutter nicht mehr aus, schon gleich nicht die der berufstätigen Mutter. Man braucht die Über- oder Großmutter. Die bleibt so im Dienste der Reproduktion erhaltenswert bis über 80. Und ihr Mann? Die Natur, meint der Schreiber, lässt ihn gnadenhalber als Anhängsel der Oma am Leben, wenn auch – gerechter Weise – nicht ganz so lang wie diese.

Mich hat diese Lektüre, ich muss es sagen, doch nachdenklich gemacht. Da steh' ich nun ohne Daseinszweck aus eigenem Recht. Nur noch abgeleitet von deiner Großmütterlichkeit und Großmütigkeit darf ich mein Dasein fristen. Und die Frist ist obendrein kürzer als deine. Ich hoffe du bemitleidest mich.«

»Sehr, wie immer«, sagte Paula. »Aber ich lasse es nicht beim Mitleid. Ich verteidige das Existenzrecht des alternden Mannes, ohne ihn zum Omaanhängsel zu degradieren. Zunächst ist es nicht zu bestreiten, dass er im Allgemeinen länger reproduktionsfähig bleibt als die Frau. Wenn auch die Qualität des Gelieferten abnimmt.

Dann, und das scheint mir wichtig, ist nicht nur die Oma, sondern auch der Opa für die Aufzucht wichtig. Der kleine Junge braucht männliche Vorbilder, nicht allein das Geturtle der Frauen, besonders wenn die Väter davonlaufen vor ihren Familienpflichten und nur noch Zahlväter spielen, was im Trend der Zeit liegt. Konrad und Ralph lieben ihren Opa, das weißt du. Da brauchst du mich nicht, um deinen Daseinszweck zu begründen. Eine Enkelin ist dir ja leider nicht vergönnt. Kleine Mädchen schwärmen sowieso für Opas und umgekehrt. Kindliche und altersmilde Anziehungskräfte, die sich da begegnen, und die noch fremde oder wieder fremdelnde Umwelt ein wenig freundlicher und vertrauter werden lassen.«

»Das hast du sehr schön gesagt und den Opa geradezu verklärt«, entgegnete Michael. »Und dennoch, behaupte ich, hat das Großmütterliche eine ganz andere Qualität. Zunächst schon rein technisch gesehen. Die Oma ist erfahren in Säuglingspflege, weiß alle Lebensäußerungen der kleinen Sprachlosen zu deuten, kennt Hausmittelchen, Beruhigungstricks, weiß alle Geschehnisse einzuordnen in einen Entwicklungsprozess, den sie schon – mindestens einmal – begleitet hat. Der Opa ist demgegenüber ein tumber Tor und wird es bleiben, auch wenn er hausmännisch geschult ist und seinen guten Willen anstrengt.

Aber es spielt auch noch etwas anderes mit als Erfahrung und Geschicklichkeit. Was uns so staunen lässt, wenn wir die Entwicklung des Kleinkinds erleben, ist die enorme Lebensenergie, die aus unbewussten Quellen kommt und das Kind vorantreibt in der eigenen Entwicklung und in der Entdeckung seiner Umwelt. So lernt es, seine Glieder zu beherrschen, lernt gehen, lernt die Sprache in all ihren komplizierten Feinheiten. Welch enorme Lernleistung in wenigen Jahren und das alles aus dem Unbewussten, aus Nachahmung und Intuition. Ich behaupte, dass Müttern und Großmüttern das Einfühlen in dieses unbewusste Geschehen weit besser gelingt als Vätern und Großvätern.«

»Vorsicht, Vorsicht!«, rief Paula aus. »Jetzt sind wir bald wieder beim gefühlsduseligen Weib mit angeborenem Schwachsinn, das am besten mit den Säuglingen lallt, statt im Bundestag zu reden.«

»So kann man jede Aussage mutwillig verkürzen«, gab Michael zurück. »Ich bestreite doch nicht, dass die Frau dieselben intellektuellen Fähigkeiten hat wie der Mann. Aber es ist doch keine Schande, wenn sie darüber hinaus über Intuition verfügt, die den meisten Männern abgeht. Ich beobachte deinen Umgang mit unseren Enkeln und vergleiche ihn mit meinem. Bei allem Verständnis behalte ich immer den Kopf über ihrem, bleibe der Wissende gegenüber dem Lernenden, der schulterklopfendes Wohlwollen zeigt. Du kannst deine Überlegenheit ausschalten, dich auf gleicher Ebene zuwenden, die Äußerungen des Enkels so ernst nehmen wie sie für ihn sind, wieder mit ihm eintauchen in seine unbewusste Welt, in der Gedanke und Gefühl nicht getrennt sind und ihn verstehen auf seinem intuitiven Weg, ohne ihn zu analysieren.«

»Nach einer solchen Hymne auf die Magie der Oma«, sagte Paula, »kann ich nicht widersprechen, wenn auch mein Misstrauen wach bleibt, es könnte die Frau aufs alte Gleis geschoben werden.

Was diesen Zeitungsartikel anlangt, so ist doch schon der Ausgangspunkt verfehlt. Reproduktion als einziger Daseinszweck. Die Menschheit entwickelt sich nicht nur über ihre Gene fort, sondern auch über die Produkte menschlichen Denkens. Eine riesige Geisteswelt hat sie aufgebaut, in Milliarden von Büchern gespeichert, umgesetzt in Kultur, Medizin, Technik, Architektur. Daran schöpferisch mitzuwirken, hängt nicht von der biologischen Reproduktionsfähigkeit ab, sondern von der Denkfähigkeit, die weniger in den Lenden als im Gehirn sitzt und allenfalls von Demenz oder Alzheimer bedroht wird. In deinem Fall, lieber Michael, vielleicht auch von der Faulheit, sonst würdest du längst wieder an deinem Schreibtisch sitzen und am Mörike arbeiten und damit dem geistigen Fortschritt der Menschheit dienen.«

»Da ist die Ironie nun wieder nicht zu überhören«, meinte Michael. »Wer schreibt nicht alles. Zigtausende in der Welt klopfen täglich ihren Geistesmüll in PCs, hämmern auf alten Schreibmaschinen oder kritzeln altmodisch, wie ich, aufs Papier. Viel landet erfreulicherweise im Papierkorb oder im Privatarchiv. Aber ein immer noch unübersehbarer Strom ergießt sich in Zeitungen und Zeitschriften oder erstarrt zwischen Buchdeckeln, als gelte es der Ewigkeit zu dienen. Nach einem Jahr ist die Ewigkeit zu

Ende, wird der gebundene Geist verramscht, ein Euro das Stück und niemand will es kaufen.

Meinst du, es macht Sinn, spendet Daseinszweck, auch noch sein Brünnlein in den großen Strom tröpfeln zu lassen? Manchmal zweifle ich heftig daran. Dann sitze ich am Schreibtisch, träume in den Garten und lass den Mörike einen guten Mann sein.

Müsste ich von der Schreiberei leben, ich würde verzweifeln und die Anleitungen zum schmerzfreien Selbstmord studieren.

Als Anwalt hab' ich mir mein Altenteil redlich verdient. Ich kann mich auch auf dem guten Gefühl ausruhen, vielen Mandanten zu ihrem Recht verholfen zu haben. Da darf ich mir noch ein wenig Liebhaberei am Schreibtisch gönnen. Vielleicht mach ich ein paar Lesern Freude, die den hypochondrischen Mörike mögen, wie ich. Oder es findet sich gar ein eifriger Student der Germanistik, der über Mörike promoviert, und in seinem strebsamen Bemühen, alle verfügbare Literatur heranzuziehen, auch mein Büchlein entdeckt, es in seinen riesigen Anmerkungsapparat aufnimmt, um damit den einhundertsten Beleg für einen seiner Gedankensplitter zu sammeln. Da hab ich dann dem geistigen Fortschritt der Menschheit oder wenigstens dem Studenten der Germanistik gedient und kann guten Gewissens mein reproduktionsunwilliges Greisendasein fristen.«

»Jetzt fischt du wieder nach Komplimenten mit deinen Übertreibungen«, sagte Paula. »Ich soll dir heftig widersprechen und die Bedeutung deines literarischen Schaffens bejubeln. Ich tu's nicht. Ich geb dir einen Kuss. Liebe ist ja wohl auch ein Daseinszweck, zweckfreie Liebe, und miteinander alt gewordene Ehepaare, meine ich, sind besonders geeignet dafür.«

XVIII

»Werden wir nicht schrecklich konservativ?« sagte Paula. »Wir machen immer dieselben Spaziergänge. Ich habe sie gezählt. Es sind sieben. Variierend nach Jahreszeit und Zeitaufwand. Wir gehen auch immer an dieselben Urlaubsorte. Einmal nach Südtirol, das andere mal ins Engadin. Einmal weniger, einmal mehr Fels. Jetzt fangen wir schon an, Bücher zum wiederholten Mal zu lesen. Du den Zauberberg, ich den Joseph und seine Brüder. Du die Wahlverwandtschaften, ich den Wallenstein.«

»Solange wir nicht jede Zeile mit dem Bleistift unterstreichen wie mein Großvater mit 80, geht's noch«, sagte Michael. »Er tat's, um zu erkennen, wo er stehen geblieben war. Ich würde die Konzentration auf Liebgewonnenes nicht gar so gering schätzen. Immer dem Neuen nachzulaufen, bringt doch auch nichts. Es ist ein Zeichen von Dummheit, wenn man nicht wenigstens im Alter gelernt hat, ein Teil für das Ganze zu nehmen. Einklang mit der Natur, brauche ich dazu noch höhere Berge, rötere Sonnenuntergänge und buntere Vögel? Sinn und Form in sprachlich vollendeter Entsprechung – muss ich mich immer aufs Neue durch Schutt wühlen auf der Suche nach solchen Perlen, wenn ich so viele schon im Büchergestell habe? Man wird ja auch nicht müde, Mozart zu hören, Bach oder Beethoven. Warum also nicht Goethe wieder lesen, Fontane oder Thomas Mann?

Mehr bringt's allemal als der fünfhundertste Frauenemanzipationsroman, in dem Eva Kindern, Küche, Kirche und Ehemann Ade sagt, um sich selbst zu verwirklichen beruflich, seelisch und sexuell.«

»Womit du wieder bei deinem Lieblingsthema wärst«, meinte Paula. »Die Eva soll bei Kindern, Küche und Ehemann bleiben. Und was hat sie am Ende davon? Einen Mann, der die Wiederholung preist, einen Sohn, der nichts mehr von sich hören lässt, weil er von seinen Eltern die Schnauze voll hat und eine Tochter, die meint, ich hätte mich viel zu viel um sie gekümmert, solle meine Ratschläge nun endlich für mich behalten und selber leben statt durch andere.

Aber jetzt, mit 70, ist es dazu zu spät. Vielleicht hätte ich doch früher Emanzipationsromane lesen sollen statt Goethe und Schiller.«

»Egomanie«, meinte Michael, »hat selten zu etwas Gutem geführt. Vor allem ist sie extrem umweltschädlich.

A propos Egomanie. Hab ich dir eigentlich schon von dem gestrigen Dichter-Geburtstag erzählt, zu dem ich eingeladen war? Nein, wann hätte ich auch ... Ich hab' diesen Theobald Reimer vor zwei Jahren in einem Plagiatsprozess vertreten. Ein anderer Lyriker meinte, Reimer habe ihm einige Verse gestohlen. Ich konnte jedoch nachweisen, dass er zwar Satzteile seines Kollegen übernommen, sie aber in den typischen Reimer-Sound transponiert hatte, so dass ein völlig eigenständiges Kunstwerk entstanden war.

Das hat die Richter überzeugt. Wir haben obsiegt und Reimer war mir ungemein dankbar, was für sein schlechtes Gewissen spricht. So kam ich auch zu dieser Einladung zu seinem 55. Geburtstag in ein französisches Feinschmeckerlokal.

Es war eine merkwürdige Gesellschaft. Etwa 15 Personen saßen um eine lange Tafel. Der Dichter präsidierte am Kopfende. Er war wenig feierlich gekleidet, trug eine braune Strickjacke über einem blau-weiß karierten Hemd. Immerhin hatte jemand seinen weißen Vollbart frisch gestutzt, während sein spärliches Haupthaar wild um den rötlich glänzenden Kahlkopf wucherte. Rechts und links neben dem Dichter schlossen sich je zwei Frauen mittleren Alters an. Wie ich später erfuhr, war die erste rechts seine derzeitige Freundin, die erste links die Vorgängerin, die zweite rechts wiederum deren Vorgängerin und die zweite links die Dienstälteste, an die ich als Tischherr anschloss. Links von mir saß eine sehr einfache ältere Frau, von der sich herausstellte, dass sie des Dichters Wohnung putzte. Sie hatte Reimers Lektor neben sich, einen jüngeren Herrn mit schwarzem Wuschelkopf und einer randlosen Brille. Der orientierte sich allerdings mehr nach links, zu einer Dame mit weit aufgerissenen schwarz ummalten Kulleraugen, von der mir die Dienstälteste erzählte, es sei die Lebensgefährtin des Lektors, eine Schauspielerin ohne Engagement. Sonst konnte ich noch den Friseur des Dichters und einen Facharzt für Nervenkrankheiten identifizieren.

Reimer erklärte einleitend, es gebe kein Einheitsmenü, jeder solle sich das ihm Genehme aus der Speisekarte heraussuchen. Dasselbe gelte für die Getränke. Mir kam das gleich verdächtig vor und ich suchte nach Billigangeboten.

Der Lektor brachte einen Toast auf den Dichter aus. Er hatte eine Flasche Champagner bestellt und davon Reimer, sich und seiner Freundin eingeschenkt. Ich nippte an einem Glas Rotwein. Die Putzfrau trank Selterswasser. Der Lektor lobte den Reimer-Sound und sprach die Hoffnung aus, wir könnten bald einen neuen Gedichtband in Händen halten. Reimer schwieg dazu. Es wurden auch sonst keine Reden gehalten.

Meine Tischdame, die Dienstälteste, erwies sich als sehr gesprächig. Sie hatte ein offenes, rosiges Gesicht unter einer blonden Ponyfrisur. Unter den Reimerfreundinnen schien sie mir die hübscheste zu sein. Offenbar hatte der Dichter seine Ansprüche von Wechsel zu Wechsel herabsetzen müssen. Sie sei froh gewesen, erzählte mir die Blondine, als sie sich nach zwei Jahren von Reimer habe absetzen können. Sie sei sich bei ihm vorgekommen wie ein Kindermädchen. In allen praktischen Dingen des Lebens habe er sich ganz dumm gestellt, völlig hilflos wie ein Kind, habe sie treuherzig, Mitleid heischend angeschaut und gefleht, ›mach doch du das, du kannst so etwas‹. So habe sie für ihn gekocht, eingekauft, gewaschen und gebügelt, Termine vereinbart und Schreibmaschine geschrieben. All dies bis zur Erschöpfung, neben ihrem Studium der Germanistik her, das immer mehr gelitten hätte. Als Erwachsener habe sich der Dichter nur im Bett geriert. Aber das wiege auf die Dauer die tägliche Ausbeutung nicht auf. Auch nicht die Widmung eines Liebesgedichts im Reimer-Sound. Man kann damit ein wenig angeben unter den Kommilitoninnen. Das nützt sich rasch ab, wenn man Hände kriegt wie eine Putzfrau.

Ich äußerte Verständnis für solche Frustrationsgefühle und

meinte, darum sei eben häufige Wachablösung bei Dichterfreundinnen unumgänglich. ›Damit der Dichter Sprachperlen absetzt, muss er gehegt und gepflegt werden, muss die Gesellschaft ihm Opfer bringen‹, sagte ich. ›Wer wäre besser für diese Opferrolle geeignet als die liebende Frau? Schließlich hat sie ein feines Ohr für lyrische Gesänge, lässt sich von ihnen rühren und erheben und kann das so gewonnene Hochgefühl unschwer auf den Produzenten übertragen, selbst wenn er tyrannisch, kahlköpfig und gefräßig sein sollte.‹ Meine Nachbarin, die Dienstälteste, fand diese Auffassung zynisch. Sie sehe nicht ein, sagte sie, warum nicht Sprachperlen entstehen können, wenn der Dichter seine Socken selbst in die Waschmaschine wirft, seine Schnitzel eigenhändig brät und seine Verse in den PC tippt.

Ich äußerte Zweifel. Rilke, die Socken in der Waschmaschine, Schnitzel in der Pfanne und Elegien in den Laptop geklopft, das kann ich mir nicht vorstellen.

Wir waren mitten in dieser interessanten Diskussion, als sich der Dichter plötzlich erhob, angestrengt auf seine Armbanduhr starrte und ausrief: ›Ich sollte schon seit einer viertel Stunde beim Bücherrubel sein, Gedichtbände signieren.‹ Sprach's und verschwand in einer Geschwindigkeit, die ihm niemand zugetraut hätte.

Die Geburtstagsgesellschaft verstummte. Mitten in das große Schweigen sagte die Dienstälteste neben mir laut und deutlich: ›Typisch Theobald! Immer wenn's ans Zahlen geht, verschwindet er.‹

Dies kam auch dem Ober zu Ohren, der sofort auf mich zusteuerte und mich fragte: ›Wem, bitte, darf ich die Rechnung bringen?‹ Offenbar hielt er mich am ehesten für zahlungsfähig, da ich einen Schlips umgebunden hatte. ›Ich kann Ihnen da Detailarbeit nicht ersparen‹, sagte ich. ›Ich denke, jeder zahlt was er bestellt hat.‹

›Und wer zahlt für Theobald‹, platzte die Dienstälteste heraus. Niemand meldete sich, auch nicht die Derzeitige.

Ich appellierte an den Lektor. ›Verlagsspesen‹, sagte ich. ›Das ist doch zu machen.‹ Er bekam einen roten Kopf und seine Freundin kicherte. Ich übernahm dafür die Putzfrau. Sie hatte mir Leid getan.

Beim Hinausgehen sagte der Lektor zu mir: ›Reimer ist ohnehin ein Verlustgeschäft für uns. Er schreibt nur rote Zahlen. Nie gelingt es ihm, seine Vorschüsse reinzuholen.‹

›Rote Zahlen im Reimer-Sound‹, gab ich zurück, ›das muss Ihnen die Sache wert sein.‹

Er zuckte mit den Achseln.

»Ja«, sagte Paula, »so sind die Dichter. Alles Egomanen. Und meist auf Kosten der Frauen. Die sind so blöd und himmeln sie an und meinen, weil sie schöne Sätze drechseln können, müssten sie auch bedeutende Persönlichkeiten sein, große Liebende. Dabei lieben sie nur sich selbst. Auch dein großer Mörike, mit dem du nicht vorankommst, obgleich er dich so treuherzig durch seine runden Brillengläser anschaut.«

»Was soll denn der Poet anderes lieben als das, was er schreibt?«, sagte Michael. »Ist's gut, hat er die Welt zurecht für sich vereinnahmt. Ist's schlecht, hat er die Welt betrogen, ein hochstapelnder Egoist. Mörike hat uns nicht betrogen.«

»Na, dann geh' mal flugs an deinen Schreibtisch und schreib endlich deinen Lobgesang auf ihn«, sagte Paula.

XIX

Sie standen vor dem Grab seiner Eltern und seiner Großeltern. Die Stille des Herbstes hing in den Tannen des Waldfriedhofs. Nur die Krähen unterbrachen sie zuweilen mit ihrem Totengeschrei.

Sie hatten den Klee zwischen dem Efeu herausgezupft, das den Grabhügel bedeckte, und eine Schale mit Erika in die Mitte gestellt.

»Am besten, man ist geschäftig am Grab«, sagte Paula. »Dann hat man keine Zeit, an den Tod zu denken.«

»Das ist so eine deiner ironischen Provokationen«, meinte Michael. »Der Tod ist ein Zustand, über den wir nichts wissen. Ich hab' es aufgegeben, darüber nachzudenken. Niemand ist bisher zurückgekommen und hat darüber berichtet.«

»Dass der Körper vermodert, wissen wir«, sagte Paula. »Ob irgendetwas Nichtstoffliches weiterlebt, bleibt Spekulation.«

»Geglaubt haben es die Menschen immer gern, zu allen Zeiten und in allen Religionen. Weil sie sich so wichtig nehmen. Die meisten halten sich für so bedeutend, dass sie sich unmöglich vorstellen können, endgültig zu verschwinden. Ich hab da keine Schwierigkeiten.«

»Vielleicht hast du zu wenig Fantasie«, sagte Paula und sah ihren Mann spöttisch von der Seite an.

»Viel zu viel Fantasie hab' ich. Ich stell mir zum Beispiel dauernd vor, was denn mit den Seelen der Tiere passiert, wenn sie abgespritzt, geschlachtet oder verendet sind. Sterben dürfen sie ja nicht. Das ist den Menschen vorbehalten. Es gibt doch höchst sensible und gemütvolle Tiere, Schweine zum Beispiel. Die spüren sofort, wenn man ihnen Böses will. Man hat Mühe, sie vom Herzinfarkt abzuhalten, sobald man sie zur Schlachtbank führt.

Oder Hunde. Die fressen nicht mehr, wenn ihr Herr gestorben ist. Die Menschen genießen den Leichenschmaus.

Pferde scheuen vor der Gefahr, die der Mensch dickfellig leugnet.
Oder gar Delphine. Ihre Klugheit ist sprichwörtlich. Kein Himmel für Delphine? Vermodern müssen sie samt Geist und Gemüt? Nur der Mensch steht wieder auf und lebt ewiglich. Was für eine egozentrische Überheblichkeit!«
»Geh nicht so anklägerisch mit deinen Mitmenschen um«, wandte Paula ein. »Nur der Mensch sieht seinen Tod so lange voraus, denke ich. Das kann nicht jeder ohne Trost verkraften.«
»Das Schreckliche ist der Übergang«, sagte Michael. »Altersdemenz, Inkontinenz, Krebsmetastasen, die den Körper Stück für Stück auffressen! Mein Großvater verlor seinen Verstand wenigstens auf angenehme Weise. Er hörte jeden Abend die Engel singen. Sie sangen aus seiner Pendeluhr, die über seinem Lehnstuhl hing, sagte er. Aber sie sangen sehr leise, nahmen keine Rücksicht auf seine Altersschwerhörigkeit. Also versuchte er ihnen näher zu kommen. Er kletterte auf den Lehnstuhl. Noch immer konnte er sein Ohr nicht an die Pendeluhr legen. So stellte er sich auf die Zehenspitzen. Seine schwachen Beine begannen zu zittern. Er verlor das Gleichgewicht und stürzte. Die Krankenschwester des Altersheims fand ihn, bewusstlos auf dem Boden liegend. Er erholte sich nicht mehr. Als ich ihn besuchte kannte er mich nicht. Seine Hände fuhren ruhelos auf der Bettdecke hin und her. Seine Augen starrten unbewegt zur Zimmerdecke. Hin und wieder murmelte er etwas. Ich glaubte, das Wort Engel zu verstehen, aber ich kann mich getäuscht haben.
Meine Großmutter litt bei klarem Verstand. Fünfzehn Jahre Angina Pectoris. Immer kleiner der Aktionsradius. Kurzatmig von Ruhebank zu Ruhebank. Schließlich konnte sie nur noch zehn Schritte schaffen, dann reichte der Atem nicht mehr, brach der Schweiß aus. Beipassoperationen gab es damals nicht. Die Herz-Lungen-Maschine war noch nicht erfunden. Am Ende quälte sich die alte Frau von Morphiumspritze zu Morphiumspritze. Ich weiß nicht, wo die Schwester das Morphium herbekam im letzten Kriegsjahr. Jedenfalls reichte der Vorrat für eine Spritze pro Tag. Die Krankenschwester kam pünktlich um 18 Uhr. Meine Großmutter aber wurde schon am frühen Nachmittag unruhig.

Sie glaubte, den Schmerz in der Brust, die Atemnot nicht mehr ertragen zu können. Sie klingelte, sie bettelte ›Heut' etwas früher, nicht erst um sechs!‹ Die Schwester ließ sich nicht erweichen. Als meine Großmutter starb, war es 17 Uhr.

Ob sie an ein Jenseits glaubte, weiß ich nicht. Ich habe sie nie beten gesehen oder in der Bibel lesen. In die Kirche zu gehen, war für sie zu anstrengend. Manchmal spottete sie über den regelmäßigen Kirchgang ihres Mannes. ›Er setzt sich immer dicht neben die Kirchentür‹, sagte sie, ›damit er rasch raus kommt. Er leidet an Diarrhö.‹

Vielleicht lag es an dieser Spottlust, dass meine Großmutter keine Engel aus der Pendeluhr hörte.

Meine Mutter hatte einen gnädigen Tod, rasch und unerwartet. Er holte sie während der Kneippkur. Am frühen Morgen nahm sie ein Heublumenbad und ließ sich anschließend das Frühstück aufs Zimmer bringen. Sie soll noch herzhaft in eine Buttersemmel mit Tannenhonig gebissen haben, dann aber hintenüber in den Sessel gesunken sein, so erzählte mein Vater. Als er den Badearzt herbeiholte, war sie schon tot.

Der Sarg durfte nicht ins Kurhotel. Sie trugen meine Mutter in Tücher gewickelt hinaus. Es soll ausgesehen haben, als werde ein Teppich zum Reinigen getragen. ›Wenn meine Gäste dem Tod begegnen‹, sagte der Hoteldirektor, ›reisen sie ab.‹

Den Zerfall meines Vaters brauchte meine Mutter nicht mehr zu erleben. Inkontinenz, Blasenkatheder, damit musste sich eine Haushälterin herumschlagen. Nichts Unwürdigeres, als wenn die Abfallbeseitigung im menschlichen Körper nicht mehr funktioniert. Mühsam hat man als Kleinkind diese Apparatur zu beherrschen gelernt und dann, wenn man glaubt, das Leben gemeistert zu haben, gerät sie außer Kontrolle, stürzt den Greis in peinvolle Unmündigkeit. Nur das nicht! Da ist so ein Herzinfarkt doch eine saubere Sache. Auch wenn sie einen wie einen Teppich aus dem Haus tragen.«

»Wir können es uns nicht aussuchen«, sagte Paula. »Irgendwo tickt die Zeitbombe in uns. Und wir wissen nicht wo.«

»Manchmal bin ich versucht, um einen gnädigen Tod zu bitten«, sagte Michael. »Aber dann frag' ich mich, wen denn? Es ist doch niemand zuständig. Nichts als blinde Natur rundum, Zufälligkeiten, Würfelspiel. Es ist schwer, sich nichts vorzumachen. Aber man ist es sich schuldig, damit man den Respekt behält vor sich selbst.«

»Wir sollten die Erikaschale weiter nach rechts rücken«, sagte Paula, »es sieht besser aus.

Dass die Krähen solchen Lärm machen auf dem Friedhof. Sie stören die Totenruhe.«

»Irgendetwas muss sie anziehen«, sagte Michael. »Sie sind doch keine Leichenfledderer. Vielleicht lieben sie die Nähe der Verwesung. Oder diese unheimliche Stille.

Kannst du dich noch an den jüdischen Friedhof in Prag erinnern? Die Bäume und der Himmel waren schwarz von den düsteren Vögeln. Und ihr Geschrei, ihr Geschrei war Ohren betäubend, eine Totenklage, die an die Nerven ging.

Es gab da noch diese Ausstellung von Dokumenten über jüdische Gemeindemitglieder, die von den Nazis deportiert und ermordet wurden. Fotos und Briefe von Kindern. Erschütternde Zeugnisse jungen Lebens, das abgewürgt wurde. Es war beklemmend, sich in diese Schicksale hineinzudenken. Aber noch direkter, muss ich sagen, noch direkter traf mich das Totengeschrei der Krähen. Es war alles enthalten in diesem Geschrei, Schmerz und Trauer der Opfer und die Eiseskälte der Mörder.«

»Ich erinnere mich gut an die kreischenden schwarzen Schwärme«, sagte Paula. »Hinter ihnen verschwand die Sonne. Sie verdüsterten meine Stimmung so sehr, dass ich dich bat, den Friedhof zu verlassen. Ich glaubte, es nicht mehr aushalten zu können.«

»Ja«, sagte Michael, »auf unsere Stimmung nehmen die Krähen keine Rücksicht.

Das Efeu auf dem Grab ist dünner geworden, findest du nicht? Wir müssen nachpflanzen. Es sollte ein dunkelgrüner Teppich sein, der die Stille hält über dem Versunkenen, der das Geschrei der Krähen nicht durchlässt.«

Er nahm seine Frau an der Hand und sie gingen sehr rasch dem Ausgang zu, wo ihnen der vertraute Lärm des städtischen Verkehrs entgegenkam.

XX

Diesmal konnte Michael die Teestunde nicht abwarten. »Ich muss mit dir reden, jetzt sofort!«, sagte er zu Paula. »Aber nicht hier in der Küche. Komm' mit ins Wohnzimmer. Setz dich in den Sessel.«

Er hatte mit Konrad den Zirkus besucht, die Nachmittagsvorstellung, und war eben heimgekommen, nachdem er Konrad bei seinen Eltern abgeliefert hatte.

»Dieser Clown«, sagte er zu Paula, als sie sich gesetzt hatte, »dieser Clown behauptet, Philipp gekannt zu haben. Er sagt, Philipp sei sein Vorbild gewesen.«

»Was heißt gewesen«, unterbrach ihn Paula. »Hat er keine Verbindung mehr zu ihm? Weiß er nicht' wo er ist?«

»Es klingt alles so fantastisch, was er sagt«, wich Michael aus. »Ich glaube, ich sollte der Reihe nach erzählen.«

»Dieser Clown erinnerte mich von Anfang an an Philipp. Die Bedächtigkeit, mit der er sich um sich selbst drehte. Wie er den Kopf immer ein wenig schief hielt. Und die Freude, die er am Misslingen hatte. Du erinnerst dich doch noch, wie ich mit Philipp zum ersten Mal in den Zirkus ging. Das ist ja jetzt über 40 Jahre her. Er war so begeistert von dem Clown, er konnte so von Herzen über ihn lachen. Und er spielte ihn immer wieder nach, seine gewollte Tollpatschigkeit, seine – ich würde fast sagen – Verliebtheit in das Misslingen.

Der Clown heute, der hatte das auch. Der war so mit dem Herzen dabei, als alle seine artistischen Bemühungen misslangen, und er ließ sie auf eine gekonnte, ja geradezu virtuose Weise misslingen. Er jonglierte mit fünf Bällen, aber er konnte sie nicht fangen, sie landeten in dem umgedrehten Hut auf seinem Kopf, in den weiten Ärmeln seiner Jacke, auf seiner großen Pappdeckelnase. Überall schüttelte er sie wieder herunter und warf sie aufs Neue und wieder konnte er sie nicht mit Händen greifen. Er torkelte in seinen riesigen Schuhen auf einem Drahtseil zwischen zwei kleinen Metalltürmen, einen aufgespannten bunten Regenschirm in der rechten Hand. Immer wieder trat er daneben, immer wieder fing er sich auf eine wundersame Weise, bis er schließlich einen zweiten kleinen Schirm aus der Tasche zog, ihn aufspringen ließ und mit zwei Schirmen in den Händen, abwärts zu segeln versuchte, um in drolliger Manier auf dem Hosenboden zu landen, die beiden Schirme noch immer nach oben gereckt. Natürlich fehlte die Trompete nicht, die keinen Ton von sich gab, aber im großen Bogen Wasser versprühte, oder die Ziehharmonika, aus der der Clown das Grunzen eines Schweines quetschte und das Muhen einer Kuh.

Konrad fand das alles ungemein lustig und lachte aus vollem Hals wie einst sein Onkel Philipp. An den musste ich ständig denken. Manchmal glaubte ich, es sei Philipp selbst, der da auf dem Drahtseil seine Späße trieb, dann wieder wusste ich, er ist es nicht. Aber irgendetwas, dachte ich, muss er mit Philipp zu tun haben, irgendetwas muss er über Philipp wissen.

Also nahm ich Konrad nach der Vorstellung bei der Hand, ging hinter das Zelt und fragte nach dem Clown. Man zeigte mir seinen Wohnwagen. Ich klopfte, trat ein, und fand einen Mann in Trainingshosen, dunkelblauem Polohemd, einer Halbglatze mit schwarzem Haarkranz, bleichem hageren Gesicht, einer großen Hakennase und dunklen, melancholischen Augen. Er saß auf einem Korbstuhl und las in einer italienischen Zeitung. Nichts mehr erinnerte mich an Philipp. Ich wusste plötzlich nicht, was ich zu ihm sagen sollte. Ich fragte ihn schließlich, ob er Deutsch verstehe, was er bejahte. Er habe eine Saison lang beim Zirkus Krone in München gearbeitet. Ich sagte, dass mir seine Darbietungen sehr gefallen hätten. Mir und meinem Enkel, der so herzlich gelacht habe wie noch selten. ›Sie lösen menschliches Misslingen auf in Heiterkeit‹, sagte ich.

›Schön haben Sie das gesagt‹, bemerkte der Clown. ›Lachen können über unser Scheitern. Das möchte ich dem Publikum rüberbringen, wie man so sagt. Irgendwie scheitern wir doch alle.‹

Der Ausspruch gab mir den Mut, nach Philipp zu fragen.

›Ich nehme an‹, sagte ich, ›Zirkusclowns kennen sich untereinander, jedenfalls die, die in größeren Arenen auftreten. Ist Ihnen jemals ein Clown begegnet, der Philipp Gantner hieß?‹

›Das ist kein Name für einen Clown‹, sagte mein Gegenüber. ›Clowns haben Künstlernamen oder sie treten ganz einfach unter ihrem Vornamen auf, wenn er gut klingt. Wie sagten Sie? Philipp? In Argentinien bin ich vor vier bis fünf Jahren mit einem Philipp aufgetreten. Ein großer Clown, ein ganz großer. Aber Philippo lebt nicht mehr.‹

Ich drängte den Clown, mir mehr über Philippo zu erzählen. ›Philipp, den ich seit 25 Jahren suche‹, erklärte ich ihm, ›Philipp ist mein Sohn.‹

›Haben Sie denn kein Foto von Ihrem Sohn dabei?‹, fragte er.

Du weißt ja, welches Foto ich immer bei mir trage. Es ist noch aus Philipps Apo-Zeit. Er trägt einen rotblonden Vollbart und schulterlanges Haar. ›Philippo hatte keinen Bart‹, sagte der Clown, ›und seine Haare waren schütter und kurz und meist feuerrot gefärbt. Die Augen, diese verwaschen blauen Augen, die Augen immerhin erinnern mich an Philippo. Auch stammte er aus Deutschland, da bin ich sicher, weil ich mich noch darüber gewundert habe. Große Clowns kommen selten aus Deutschland. Ich glaube, die Deutschen machen sich nicht gern über sich selbst lustig. Philippo hatte eine fixe Idee. Er wollte Artistik in seiner tierisch ernsten Perfektion verulken. Manche Nummer hab' ich von ihm übernommen. Das Jonglieren mit den fünf Bällen oder den Drahtseilakt zum Beispiel. Sie haben das ja gesehen. Aber Philippo wollte mehr. Er wollte hinauf unter die Zirkuskuppel, er wollte sich unter die Luftartisten mischen und dieses toternste, tollkühne Gebaren der fliegenden Menschen mit seinem Humor in Frage stellen. Es war eine russische Truppe, die damals als fliegende Menschen auftraten, und Philippo bettelte sie an, sie sollten ihn in ihre Nummer aufnehmen. Die wollten erst nicht. Zum einen trauten sie es Philippo nicht zu, von der Plattform in ihre auffangenden Hände zu springen, zum anderen fürchteten sie, ihre artistische Tollkühnheit werde relativiert und ins Lächerliche gezogen, wenn ein Clown sie imitierte. Aber Philippo gab nicht nach. Er bettelte und bettelte, bis sie das Training mit ihm aufnahmen und seinen Auftritt in ihre Nummer aufnahmen. Er stand auf der schmalen Plattform neben einem der fliegenden Menschen. Er hatte seine lächerlichen rot-gelb gestreiften Pluderhosen an, die rote Melone auf dem Kopf und eine rote Knollennase angeklebt. Immer wieder trat er vor mit stolz geschwellter Brust, um abzuspringen, und immer wieder, so schien es, ergriff ihn schlotternde Angst und er trat zitternd zurück bis dem Artisten neben ihm der Geduldsfaden riss und er Philippo von hinten einen Schubs gab, so dass er zappelnd in die Tiefe stürzte. Hilflos schien er und verloren und die rote Melone flog ihm voran. Da kam ihm ein zweiter Artist, mit den Kniekehlen am Trapez hängend entgegengeschwungen, fing ihn mit seinen starken Händen auf und beförderte ihn in kühnem Schwung wieder zurück auf die Plattform. Philipp jammerte, dass er seine Melone verloren hatte, kletterte an der Stange hinunter in die Manege, hob seine Melone auf, verbeugte sich vor dem Publikum und trat ab.

Die Menge jubelte ihm zu. Gelächter mischte sich mit begeisterten Bravorufen. Philippo war stolz und glücklich. Fünfmal ging die Nummer gut in der großen Arena von Buenos-Aires. Beim sechsten Mal konnte Philippo die Hände des Artisten, der ihm entgegenschwang, nicht fassen. Er griff daneben und stürzte in die Tiefe. Zwar hing er an einer Longe, die den Sturz abfing. Das Seil schleuderte ihn aber in weitem Schwung gegen einen Stahlmast. Er schlug mit dem Kopf auf, pendelte noch eine Weile bewusstlos am Seil hängend hin und her, bis man ihn losband und ins Krankenhaus schaffte, wo er an schweren Gehirnblutungen starb. Im Publikum kam es zu tumultartigen Szenen. Entsetzensschreie waren zu hören aber auch Schreie des Zorns und der Anklage gegen die Zirkusdirektion, der man mangelnde Sicherheitsvorkehrungen vorwarf.

Die argentinische Presse berichtete ausführlich über den Unfall. Philippo wurde unter großer Anteilnahme seines Publikums und der Zirkusartisten auf einem Friedhof in Buenos-Aires beerdigt.‹

Mein Gesprächspartner konnte mir nicht sagen, ob auch Angehörige von Philippo erschienen waren. Unter den Artisten habe man aber davon gesprochen, dass Philippo allein gelebt und keine Verbindung mehr zu seinem Heimatland gehabt habe.

Ich habe mir den Namen des Friedhofs notiert, auf dem Philippo vor vier Jahren beerdigt wurde. Auch Name und Adresse des Zirkus, in dem Philippo aufgetreten ist, habe ich mir geben lassen. Wir sollten der Sache nachgehen. Vielleicht war Philippo doch Philipp.«

Paula hatte sich die ganze Geschichte schweigend angehört. Sie schien nicht sonderlich bewegt von dem merkwürdigen Ende, das man ihrem Sohn nachsagte.

»Michael«, äußerte sie sich schließlich, »ich bin mir sicher, sehr sicher, Philippo ist nicht Philipp. Philippo war furchtlos, geradezu tollkühn. Philipp war immer ein ängstliches Kind. Weißt du noch, was du für Mühen hattest, ihm das Schwimmen beizubringen. Ihn packte panische Angst unterzugehen, sobald du die stützende Hand von ihm abzogst. Er spielte zwar gern Fußball, aber wenn es hart auf hart ging im Zweikampf um den Ball, zog er sich zurück, waren ihm unversehrte Beine wichtiger als der Ballbesitz. Ist ja auch vernünftig. Aber tollkühn ist es nicht. Nein, Philipp in der Zirkuskuppel, das kann ich mir nicht vorstellen. Da hätte meinen Philipp niemand hinaufgebracht. Also kann er auch nicht heruntergefallen sein. Ich weiß zwar nicht, ob Philipp lebt. Aber dass er so nicht gestorben ist, das weiß ich.«

Michael war verärgert. So, als ob Paula ihm nicht zugetraut hätte, von der Plattform unter der Zirkuskuppel zu springen. Und er wusste, dass sie damit Recht gehabt hätte.

»Du redest, als ob sich ein Kind nicht zum Mann entwickeln könnte«, sagte er. »Es ist auch schon mancher als Erwachsener über sich selbst hinausgewachsen. Wenn man von einer Idee besessen ist, kann die einen sogar unter die Zirkuskuppel tragen. Dich nicht! Du wirst immer auf der Erde bleiben«, fügte er trotzig hinzu.

Dann stand er auf und ging, ohne auf eine versöhnliche Geste seiner Frau zu warten, hinüber in sein Arbeitszimmer, setzte sich an den Schreibtisch und träumte hinaus in den Garten.

Er sah seinen Sohn in den rot-gelb gestreiften Pluderhosen des Clowns auf der Plattform unter der Zirkuskuppel. Er war kühner als die fliegenden Menschen. Er machte sich über sie lustig. Er hatte die große Freiheit gewonnen. So könnte es doch sein, dachte Michael.

Dann blätterte er wieder in den Mörikegedichten. Aber er fand nichts, was ihn in die Zirkuskuppel getragen hätte.